在宅医療の技とこころ

小児の訪問診療も始めるための29のポイント

医療法人財団はるたか会理事長　前田浩利
東京ふれあい医療生協梶原診療所　田邊幸子　編著

南山堂

執筆者一覧

田邊　幸子	東京ふれあい医療生協　梶原診療所	
前田　浩利	医療法人財団　はるたか会	
奈須　康子	医療型障害児入所施設　カルガモの家	
田中　総一郎	あおぞら診療所新松戸	
緒方　健一	おがた小児科・内科医院	
近藤　陽一	子ども在宅クリニックあおぞら診療所墨田	
戸谷　剛	子ども在宅クリニックあおぞら診療所墨田	
平井　孝明	平井こどもリハビリテーションサービス	
田中　裕次郎	名古屋大学大学院医学系研究科小児外科学	
髙橋　昭彦	ひばりクリニック／特定非営利活動法人うりずん	
奈倉　道明	埼玉医科大学総合医療センター小児科	
梶原　厚子	医療法人財団　はるたか会	
島津　智之	国立病院機構　熊本再春荘病院小児科	
小沢　浩	日本心身障害児協会　島田療育センターはちおうじ	
西村　幸	日本訪問看護財団松山相談支援センター	
宮田　章子	さいわいこどもクリニック	
天野　功二	聖隷三方原病院臨床検査科	
菅沼　大	松戸市立病院麻酔科	
福田　裕子	まちのナースステーション八千代	

（執筆順）

シリーズ監修　和田　忠志　いらはら診療所

シリーズ「在宅医療の技とこころ」に寄せて

いらはら診療所　和田忠志

　このたび，南山堂より，シリーズ「在宅医療の技とこころ」が発刊されることになりました．わが国において，超高齢社会の到来とともに，在宅医療や緩和ケアを身につけた医師が必要であることが広く認識されています．この社会背景の中で，本シリーズが出版されることは，非常に時機を得たものと思います．

　本シリーズは，どこまでも「在宅医療を実践する立場」で，わが国の実践者の中でも，特にすぐれた活動を行っている方々に，各巻の編集を依頼いたしました．そして，編集の先生方には，現場に即した「実践の智」を読者の方々に伝えられるような本作りをお願いしました．また，各巻のテーマについても，在宅医療で遭遇する頻度が高く，かつ，重要な問題に重点を置いてテーマを選びました．これから在宅医療を始めようとする方にも，すでに在宅医療をされている方にも，また，在宅医療に関心のある臨床研修医の方にも，使っていただけるシリーズであると信じます．

　このシリーズが，わが国の在宅医療の推進に少しでも役に立てれば，という願いをこめて，世に送りだしたいと思います．

序

　今季節は4月，私の診療所の近くの墨田川沿いは桜の名所で，今まさに桜が満開になっています．厳しい冬のあと一斉に花々が開き始めるこの時期，生命の胎動と躍動を感じ，私たちの気持ちも前向きに明るくなります．約17年前から子どもの在宅医療に取り組んできた私にとって，今がまさしく，「小児在宅医療」の春，芽吹きの時期だと感じています．

　多くの方々の懸命の努力によって，おそらく世界で最も子どもの命を救うことができるようになったわが国の小児医療にとって，命を救ったが医療ケアと医療機器がないと生きていけない子どもたちをどう支えるかは大きなテーマになっていました．いや，これはわが国だけではなく，どこの国であっても医療のテクノロジーの進歩と共に抱えざるを得ない課題でしょう．

　この課題に応えるのが「小児在宅医療」であると思います．今，「小児在宅医療」の重要性が，国においても，また小児科学会など学術機関でも急速に認識されつつあります．同時に，医療現場でのニーズも急速に高まっています．医療現場でのニーズの高まりと医療関係者，行政機関の認識が実にタイミングよくマッチし，「小児在宅医療」には春が訪れようとしています．これが，たくさんの花々が咲く本格的な春，そして青々とした緑に溢れる夏，多くの実りに溢れる秋の季節へと向かえるかどうかは，今後の私たち小児医療関係者の努力にかかっているのでしょうが，そのためには，本書を手に取ってくださっている皆様のご協力が是非必要です．本書には，多くの方のご尽力によって，今現場で在宅医療を実践されておられる方々に「小児在宅医療」にかかわっていただくための知恵が溢れています．また，既に小児の在宅医療を始められた方々にもきっと役に立つ内容も多いと思います．

　本書をきっかけに「小児在宅医療」を実践される方が増え，本当に大きく実り，多くの子どもと家族の笑顔が日本中に溢れるようになることを心から祈念します．お忙しい合間に本書を執筆くださった先生方，筆が進まない私たちを辛抱強く見守り，常に一緒に考えてくださった編集の方々に心からの感謝をもってはじめの言葉とさせていただきます．

　　　2016年4月

編集者を代表して　前田浩利

目次
CONTENTS

1 成人と小児の在宅医療には共通点がある　　田邊幸子，前田浩利　1
- A．家族ケア　4
- B．緩和ケア　5
- C．退院支援　5
- D．社会制度の利用に慣れている　6
- E．医療デバイスに精通している　6
- F．チーム医療の担い手　7

2 NICUから退院してくる子どもと家族の物語　　奈須康子　8
- A．重症仮死出生のいーくんのメッセージ　8
- B．夢をもち育っているネマリンミオパチーの私　17

3 在宅医療が必要な子どもの病態と特徴　　前田浩利　24
- A．在宅医療が必要な子どもの特徴　24
- B．重症児と超重症児　25
- C．急増する在宅医療が必要な子どもたち　28

4 病院から地域への移行を支援する　　前田浩利　31
- A．小児の地域連携の特徴　31
- B．医師同士，顔が見える関係をつくる　32
- C．小児の地域支援のチームを作る　33
- D．日常を支えるケアプランを作る　36
- E．小児在宅医療における多職種連携の目的　37
- F．小児在宅医療が生み出す病院と地域の新たな関係　40

5 重症児特有の病態に対処する ①てんかん……田中総一郎 41

 A．重症児のてんかんの特徴　41
 B．てんかんは脳が発達する小児期の疾患　41
 C．脳の中で何が起こっているのだろうか　42
 D．てんかんの診断は発作の観察が決め手　43
 E．てんかんの治療方針　46
 F．発作時の対応　51
 G．よくある質問　51

6 重症児特有の病態に対処する ②呼吸障害と気道病変……田中総一郎 53

 A．喘鳴の原因の見分け方　53
 B．睡眠時に強い呼気性喘鳴：上気道閉塞性呼吸障害　53
 C．覚醒時に強い吸気性喘鳴：喉頭軟化症　55
 D．覚醒時に強い呼気性喘鳴：気管軟化症　57
 E．睡眠時に強い呼気性喘鳴：気管支喘息　60

7 重症児特有の病態に対処する ③筋緊張亢進，側彎・胸郭変形
……田中総一郎 61

 A．低酸素性虚血性脳症　61
 B．筋緊張亢進と不随意運動　61
 C．対処方法　64
 D．二次障害としての側彎・胸郭変形　65

8 重症児特有の病態に対処する ④唾液の垂れ込み……田中総一郎 70

 A．症　状　70
 B．検査方法　70
 C．対処方法　71

9 小児の呼吸管理をマスターする ①気管切開の管理……緒方健一 74

 A．適応「目的」と種類　75
 B．気管切開管理　75
 C．気管切開の合併症とその予防　76
 D．吸　引　78

10 小児の呼吸管理をマスターする ②人工呼吸器（TPPV）管理
……緒方健一 81

 A．人工呼吸管理の目的　81
 B．人工呼吸管理の種類　88
 C．加湿器および人工鼻　89

D．人工呼吸管理のポイント　　91

11 小児の呼吸管理をマスターする ③人工呼吸器（NPPV）管理
　　　　　　　　　　　　　　　　　　　　　近藤陽一　92
A．対象，適応　　92
B．開始基準　　93
C．機械インターフェイス　　93
D．施行中のポイント　　95
E．挿管，気管切開への移行　　96
F．ウィーニング，予後　　96

12 小児の水分・栄養管理をマスターする ①成長発達と水分・栄養管理
　　　　　　　　　　　　　　　　　　　　　戸谷　剛　97
A．食は喜び　　97
B．在宅に帰ってきた子の栄養管理のポイント　　97
C．具体的な問題点　　98
D．プロバイオティクスという観点をもつ　　101
E．摂食という観点をもつ　　104
COLUMN　ケトン食療法とケトンミルク　　106

13 小児の水分・栄養管理をマスターする ②哺乳・摂食・嚥下機能の獲得・維持を目指す
　　　　　　　　　　　　　　　　　　　　　平井孝明　107
A．小児における哺乳・摂食・嚥下機能の意義　　107
B．哺乳・摂食・嚥下機能の発達過程　　108
C．重症児の哺乳・摂食・嚥下機能障害の特徴と問題点　　109
D．重症児の哺乳・摂食・嚥下障害に対するアプローチの実際　　112

14 小児の水分・栄養管理をマスターする ③小児特有のデバイスの選び方，使い方
　　　　　　　　　　　　　　　　　　　　　田中裕次郎　116
A．経鼻胃管　　116
B．EDチューブ　　117
C．胃　瘻　　117
D．経胃瘻的空腸チューブ　　120
E．腸　瘻　　121

15 小児の水分・栄養管理をマスターする ④逆流防止術　田中裕次郎　122
A．概要と適応　　122
B．術後の在宅診療での留意点　　123

16 小児の水分・栄養管理をマスターする ⑤医療保険利用上の留意点　　　　髙橋昭彦　127
　　A．在宅医療の診療報酬　127
　　B．6歳・胃瘻からの経管栄養　128
　　C．6歳・人工呼吸器，胃瘻からの経管栄養　129
　　D．どんな場合に在宅小児経管栄養法指導管理料を算定できるのか　130
　　E．20歳・胃瘻からの経管栄養　130

17 家族の想いを理解してコミュニケーションをとる　　　　田邊幸子　132
　　A．はじめまして ─往診が始まる時─　133
　　B．これから ─発育，療育について考える─　133
　　C．一緒に ─患児との接し方を考える─　134
　　D．この子を ─最期まで支える体制づくり─　134
　　E．支えていきます ─この子が生きたあとも支えていく─　135
　　F．心の通うコミュニケーション　136

18 病院小児科医との有意義な連携を目指す　　　　奈倉道明　137
　　A．病院小児科医との連携が重要となる理由　137
　　B．在宅移行に際してのポイント　138
　　C．在宅移行後の小児患者の経過　139
　　D．在宅移行後の病院小児科医と在宅医それぞれの役割　140
　　E．病院でも複数科の継続診療が必要な場合　140
　　F．入院依頼時のポイント　141
　　G．移行期医療の問題　141

19 介護保険利用・成人との違いを理解して，訪問看護ステーションを活用する　　　　梶原厚子　143
　　A．訪問看護の概要　143
　　B．ケース提示　147
　　C．子どもは家族が育てるのではなく地域が育てるという意識をもつ　158

20 介護保険利用・成人との違いを理解して，ヘルパーステーションを活用する　　　　島津智之　159
　　A．小児と成人の居宅介護サービスの違い　159
　　B．小児の居宅介護　159
　　C．訪問看護師との連携　161
　　D．自宅からの移動について　163
　　E．障害があっても暮らしやすい地域へ　163

21 療育機関との有意義な連携を目指す ……………………… 小沢 浩 165
- A．療育機関とは　165
- B．療育機関の種類　165
- C．療育施設との連携の実際　166
- D．在宅医が療育機関を活用するために　169

22 子どもたちの通う学校について知る ……………………… 小沢 浩 172
- A．教育とは？　172
- B．学校の種類　172
- C．学校を選ぶにあたって　174
- D．事例紹介　175
- E．医師ができること　177

23 障害者総合支援法と児童福祉法を使いこなす ……………… 西村 幸 178
- A．医療的ケアを必要とする児者の現状と課題　178
- B．障害者総合支援法と児童福祉法の変遷　179
- C．障害者総合支援法・児童福祉法について　180
- D．サービス等利用計画と相談支援専門員　186
- E．相談支援事業と課題　187
- F．レスパイトケアについて　188
- G．地域で暮らすために　未来につないで　191

24 まずは予防接種を請け負ってみる ………………………… 宮田章子 192
- A．ワクチンの種類とその概要　192
- B．接種間隔と時期　194
- C．ワクチンの接種手技　197
- D．接種の禁忌　198
- E．家族への接種　200
- F．ワクチンの副反応（健康被害）　200
- G．ワクチンの管理　200

25 重症児の初期治療のポイントを押さえる …………………… 宮田章子 202
- A．在宅移行時の変化　202
- B．呼吸状態の初期変化　203
- C．急性感染症と発熱の対応　205
- D．筋緊張，けいれんの増加　205
- E．消化器症状（嘔吐，便秘）　206

26 小児へのオピオイド鎮痛薬の使い方のコツを知る ………… 天野功二 208
- A．小児の痛み治療に関する WHO ガイドライン　208
- B．小児の痛みにオピオイド鎮痛薬を使う時　208
- C．小児にオピオイド鎮痛薬を使う時の注意点　213
- D．小児の呼吸器症状にオピオイド鎮痛薬を使う時　214

27 筋ジストロフィー患者のエンド・オブ・ライフまでを支える
………………………………………………………………… 菅沼　大 216
- A．麻酔科医，在宅医療を学ぶ　216
- B．デュシェンヌ型筋ジストロフィー患者との出会い　217
- C．リハビリの効果とその限界　218
- D．リハビリ中止後の経過　218
- E．「支える」とはどういうことか　220

28 子どもと家族の意思決定を支援する ……………………… 福田裕子 222
- A．在宅で医療者が関わるさまざまな意思決定の場面　222
- B．「Family-centered care」という考え　223
- C．子どもの意思決定を支える　224
- D．子どもと家族の意思決定時の医療者の役割　226
- E．ライフレビュー　228

29 子どもを亡くした家族を見守る ……………………………… 福田裕子 230
- A．子どもを亡くした家族のグリーフ・ビリーブメントとは　230
- B．その他の在宅医療で出会う子どもと家族のグリーフ　236

索　引　238

1 成人と小児の在宅医療には共通点がある

すでに在宅医療の経験がある医師が，小児の在宅医療にも取り組むに際し，これまでのどんな経験が役に立つのでしょうか．小児の在宅医療のやりがいなどを含めてご紹介します．

　約10年前，自分が研修医だった頃，研修先の大学病院の小児病棟には心合併症に対する心臓手術後や血液疾患で化学療法中など，集中治療を受けている子がたくさん入院していた．午後になると両親や家族が来院され，普段離れて頑張っているぶん，どの子も両親に甘える様子がみられた．しかし，中には両親がほとんど来院しない子もいる．私が担当した女の子もそうだった．拡張型心筋症で手術適応だったが，体重が足りないために手術をまだ受けられず，体重増加を待っている状態であった．一方で両親は妹の世話や仕事があってなかなか来られないようだったが，彼女はいつも気丈に「大丈夫！」と言って，持ち前の明るさと負けん気で研修医の私たちをたびたび困らせていた．しかし，実際には病状としては非常に不安定でいつ急変が起きてもおかしくない状況だったようである．そのことは本人には告げられてはいなかったが，長く関わっている看護師は「本人も気づいているだろう」と話していた．私はこの子が標準よりもはるかに小さい体で，常に自分の死と向き合っていることを知り，何もできない自分にも，医療の現実にも，耐えがたい無力感を感じたことを今でも鮮明に覚えている．今思うと，手術ができるようになるまで自宅で過ごせれば，少しでも両親や家族のそばにいられたはずである．ところが彼女の場合，不整脈がほぼ毎日出現し，そのつど抗不整脈薬の注射を行っていたため当時としては症状が不安定で，自宅療養などとてもかなわなかったのだ．

　3年前に在宅医専門医を取得し，在宅医療の進歩を目の当たりにして，私は今なら彼女に在宅療養という，もう一つ別の道を示してあげることができるのではないかと思えるようになった．彼女の住む地域に，充実した

在宅医療の基盤があれば，訪問看護や訪問診療を中心に彼女の在宅療養を支えることができると思う．

　命の誕生は，喜びであり，希望である．わが国では経済発展とともに，高度な医療技術も発達し，成熟した社会になり，希望の象徴である子どもの命は守らねばならないものとして，新生児医療，小児医療には医療技術の投入が迷うことなく行われてきた．その結果，新生児の死亡率は世界中のどこよりも低くなり，子どもたちは死ななくなった（図1-1）．そして同時に，彼女のように合併症を抱えたまま生きていかねばならない医療依存度の高い子どもたちも増える結果となったのである．救急救命や集中的な高度医療によって命をとりとめた子どもたちは，その後も高度な医療ケアなしには命をつないでいくことができない．ところが，そうした子どもたちを受け入れられる社会資源がまだ整備されていないために，彼らは病院で生活を続けるか，あるいは両親の努力に依存して生きていくしか道はなかった．そして当然，病院病床には限りがあるため，結果的には彼らはわずかな社会資源の中，医療ケアについては両親，家族の力だけに頼るしかない状況で在宅に移行している．そのため，在宅療養も不安定になりが

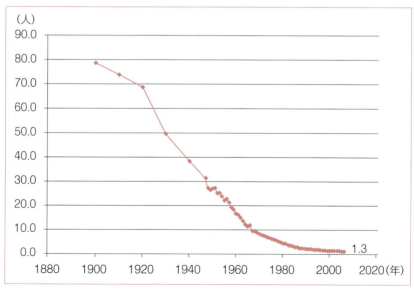

図1-1　わが国の新生児死亡率（出生1000対）の年次推移
（www.mhlw.go.jp/shingi/2008/11/dl/s1120-11n_0003.pdf より）

ちで長続きせず，両親や家族も身体的，精神的に疲弊していく．この状況が続けば，命を取り留め，希望としてつないできた命を地域で育んでいくことはいつまで経ってもできない．

　一方で，2000年に介護保険制度が開始となり，介護保険サービスが整備されると，地域にはホームヘルプサービスや訪問看護の事業所が次々と展開されるようになった．と同時に在宅医療も徐々に浸透し普及してきている（図1-2）．在宅療養する患者の住む地域を24時間見守り，地域の福祉・社会資源を巻き込んで，多職種連携を実践しているのが在宅療養支

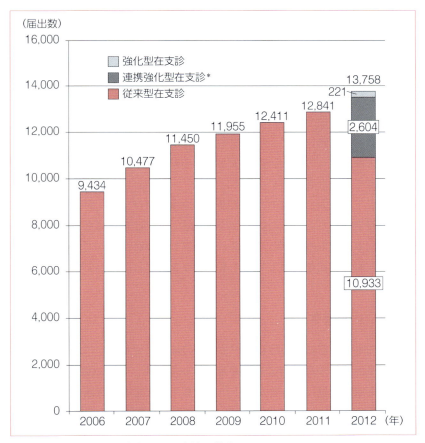

図1-2　在宅療養支援診療所の届出数の推移
＊連携強化型在支診については，連携医療機関平均数 3.6
（www.mhlw.go.jp/file/05-Shingikai-12404000.../0000027523.pdf より）

1. 成人と小児の在宅医療には共通点がある　3

援診療所だとすれば，程度の差はあれ医療ケアを必要とする子どもたちを地域で守っていくのは在宅医療（在宅療養支援診療所）の一つの使命ではないかと考えられる．もちろん，介護保険が導入された高齢者医療とは違って，小児の在宅医療には十分な社会資源が整っておらず，この数年，小児在宅医療の基盤づくりは多くの苦労を伴ってきた．それでも在宅医療のノウハウを基に，また在宅医療技術の進化と共に，小児在宅を支える基盤も充実してきているように思われる．しかし，その上で問題となっているのは小児在宅医療の慢性的な担い手不足である．もしも在宅療養支援診療所の医師が，一定数の在宅療養している小児を見守ることができれば，現在病院や施設を離れることができない子どもたちが地域に帰ることができ，小児科やNICUの病棟では，余裕ができて本来担うべき小児医療に集中することができる．そして病棟の子どもたちや家族に在宅療養の選択肢を示すことができるのである．

ただ，在宅療養支援診療所では成人，むしろ高齢者中心に診てきた経過があり，小児を対象とする在宅医療を展開することは容易ではないように思われる．ところが，小児在宅医療は成人の在宅医療と共通点が多く，在宅医療を担っている医師でなければ小児在宅医療を実践することはむしろ困難であるとさえ感じられる．

以下に成人と小児の在宅医療の共通点を挙げていくが，これらは在宅医の先生方ならおおむね抵抗なくご理解いただける内容だと思う．その上で，今回本書で取りあげたポイントを理解していただければ，近い将来小児在宅医療にも目を向けてもらえるのではないかと確信している．

A 家族ケア

在宅医療を始める時に欠かせないのは，家族もしくはケア者の介護力である．患者が高齢者でも，終末期の状態でも，あるいは独居であっても，在宅療養を続けられるかどうかを左右する決定的な課題の一つは介護力である．Zarit介護負担スケールなど介護力を評価する指標が開発されているが，在宅療養を継続する上で，在宅療養開始時も継時的にも介護力の評価は欠かせない．介護力に問題があれば，関連職種の皆でチームとして問題を議論し，必要に応じて介入を行う．対象が小児であっても，それは同

じで，患児を支える家族の状況を在宅導入前にも，訪問時にも把握する必要がある．家族の思いや感情，期待，経済的な問題，家族自身の身体的状況などに配慮する．小児の場合，成人と違って元いた場所に帰ってくるケースばかりではなく，生まれて初めて自宅で暮らす児も多くいる．従って在宅医は，病児，障害児を抱える家族が適切なケアを構築し，その児が必要な成長，発育，発達をたどれるように支援する必要がある．

B 緩和ケア

　成人においても，在宅で終末期を過ごすことを希望された方に在宅における緩和ケアを提供し，在宅療養を支援することは在宅医の役割の一つとして位置づけられている．症状をみながら適切なタイミングで鎮痛薬や鎮痛補助薬を用いたり，看護ケア，リハビリテーションなどの導入を図り，精神的状況，スピリチュアルペインにも配慮する．その中で症状の変化に応じて，家族にも予後予測とあわせてそのつど説明を行いながら，本人と家族が最期の時間を後悔なく過ごせるよう最大限支援する．小児の場合は非がん疾患も多くなるため予後予測は困難だが，成人同様，苦痛の緩和を中心に，リハビリテーションなどによる体力や健康の増進，体験や学習，出会いを通じてコミュニケーションを図るなど，常に成長，発達を続ける児を最期まで支援するという姿勢が必要である．予後予測がつきにくい中で，そうして支援することで，親にとっては受け入れがたいわが子の病気や障害，そしてその先にある死を受け入れる準備ができるとされている．

C 退院支援

　在宅医療が開始になる場合，ルートは3通りある．外来から移行になる場合と，ケアマネジャー等地域からの紹介，そして病院からの紹介に分けられる．成人の場合，地域や時期によっても異なるが，病院からの紹介はそれほど多くはないかもしれない．ただ病院紹介の場合は情報量が多く，制度上も退院時連携が加算対象となっていることから，退院前カンファレンスに参加されたことのある在宅医の先生方も多いと思われる．カンファレンスでは，患者が退院した後の状況を予測しながら，病棟スタッフと退

院前に準備すべきことについて打ち合わせをしていると思う．小児において大半は病院からの紹介になる．もちろん施設からの移行パターンもあるが，いずれにしても病院への通院も続けるため在宅主治医と別に病院主治医が存在することになるため，なおさら退院前カンファレンスの意義は大きくなってくる．退院時，多くの児には何らかの医療デバイスがあり，親は家族指導を受けて帰る．その上で退院後，これは成人も同様だが，ケア者の生活リズム主体の療養スケジュールになる．それを想定した内容へケア全体を切り替えてもらうよう病棟スタッフに指示する必要があり，成人同様，退院後に導入すべき訪問看護，訪問介護，訪問リハビリテーションなどを検討し，手配する．準備すべきケア内容については，病院主治医や病棟スタッフと入念に話し合う必要があると思われるが，どのように準備すればよいかを把握しているのは在宅医のもつ大きな強みである．

D 社会制度の利用に慣れている

在宅医を続けていると，外来以上に患者のおかれた経済状況に否応なく対峙させられることが多くある．当たり前だが，在宅には医療だけでなく，生活があるからだ．成人においても，身体障害者手帳など利用可能な医療制度や生活保護制度などを駆使して医療費をいかに必要最小限におさえるかを考え，ソーシャルワーカーやケアマネジャーと一緒に頭を抱えるケースも少なくない．そういう意味では私たち在宅医としては，小児在宅を取り巻く医療経済的問題にはあまり抵抗なく対応できるかもしれない．ただし，小児の場合は介護保険制度でケアマネジャーにあたる立場の存在がないため，ケア環境を整える上で直面する手続き上のハードルは成人よりも高いと思われる．小児在宅医療について社会制度の整備が待たれるところである．

E 医療デバイスに精通している

在宅酸素療法や経管栄養，人工肛門などある程度，自己管理，家族管理ができるものから，人工呼吸器，高カロリー輸液，各種カテーテル類など複雑な管理を要するものまで，在宅医療におけるデバイスはさまざまだが，

表 1-1　超重症障害児のわが国の現状（全国 8 府県のアンケート調査より）

在宅にて生活		約 70%
デバイス装着	人工呼吸器	31%
	気管切開	54%
	経管栄養	94%
サービス利用	訪問診療	7%
	訪問看護	18%
	訪問介護	12%

（前田浩利：あおぞら診療所墨田の在宅医療連携拠点事業の取り組み．2013．www.ncgg.go.jp/zaitaku1/pdf/renkeikyoten/2013/...02.../04030072.pdf より）

在宅医の多くは外来ではほとんど見かけることがないこれらのデバイスをどこかで何らかの形で対応していると思われる．小児の場合は必ずといっていいほどこうしたデバイスを利用している（表 1-1）．もちろんサイズや内容は成人とは異なるため，在宅医療導入前には病棟スタッフや訪問看護師との十分な打ち合わせが必要にはなるが，管理面については成人と変わりないと考えてよいと思う．

F　チーム医療の担い手

在宅医が小児在宅を担うべき最も大きな理由の一つは，在宅医がチーム医療に精通していることだと思う．地域のさまざまな社会資源を用いて，在宅療養をサポートする術を心得ている在宅医だからこそ，患児とその家族をチーム医療で最後まで支え通すことができるのではないかと考える．

このように，小児在宅医療の重要なポイントは成人の在宅医療とほぼ共通している．中には小児ならではのポイントもあるが，全体の大きな流れとしては在宅医がこれまで担ってきた役割と大差ない．これから本書に出てくる小児特有のポイントをチェックしながら，小児のケースにも少しずつ関わっていただければ幸いである．

〔田邊　幸子，前田　浩利〕

2 NICUから退院してくる子どもと家族の物語

医療的ケアを必要とする子どもが在宅生活に移行するまでの道筋にはいくつかのパターンがあります．小児がんの末期や中途障害の場合はどの診療科の方でも比較的イメージしやすいと考えられますが，本項では一般的にはイメージしづらい NICU から退院する子どもが，どのような経過や状態で「おうち」に帰るのか，2 つのケースを子どもの視線でナラティブにご紹介します．

A 重症仮死出生のいーくんのメッセージ

「おかあ！ 苦しいよ～．助けてよ～」

胎児心拍モニタの基線が上下に大きく揺れはじめた．基線細変動が乏しくなっていた．突然，高度変動一過性徐脈（severe variable deceleration）となり，徐脈が遷延し，戻らなくなった．

白亜のお城の一室のような最新設備の LDR（陣痛分娩回復室）の空気が一変した．薄いオレンジ色の優しいレースのカーテンの窓には，薄紫の紫陽花が夕焼けに映えて，オレンジ色に燃えはじめた．

それまで"しっかりいきんで"と励まされていた母親に，助産師が"楽にして！いきまないで！"と叫んでいる．産科医が帝王切開の準備を始めた．不規則な痛みに意識が遠のきながら，母親は胎動を感じなくなった子宮の中の子が自分の一部ではなくなっていく不安を感じながら，ただ，祈った．

僕の名前は，いーくん．4 歳．おかあと，おとうと，ばあばと，弟のきーくんと，5 人で暮らしている．あとね，うちには僕のおかげで，毎日素敵な友達が来てくれるよ．だいたい決まった日の同じ時間に会うので，来ない日があると，とっても心配になるんだ．おかあによると，看護師さんとヘルパーさんと PT さんらしく，お仕事で来てくれてるんだって．でも僕にとっては，優しい T さんと，お世話焼き R さん，K さんと，メリハリ

Hさんで，みんな僕の言いたいことを一生懸命わかってくれようとしているし，体に触れてきれいにしてくれたり，絵本を読んだり，工作したり，歌ったりして遊んでくれて，ほっとさせて楽しくしてくれる大事な友達さ（図2-1）．僕にとっては職種なんてどうでもいいんだ．でもおかあは，「皆さんプロの職業人として本当にすばらしいし，心をこめてかわいがってくださる」と感激している．そして，もうひとつ僕の大事な友達は，呼吸を担当してくれるHT70くんと，のどにくっついているカニューレ，ごはんの道具の胃瘻ボタンと，イリガートルと接続チューブたちだ．もう4年もつきあってるからね．きみたちの名前もしっかり覚えているし，サイズが変わるのもわかるんだから，ちゃんと僕に相談してよね．

　僕の自慢は，飛行機に乗ったことかな．救急車は，数えきれないけどね．

　4年前の春，おかあのおなかにいる時に初めて飛行機に乗って，おばあちゃんおじいちゃんのおうちにいったよ．おかあは，おばあちゃんのおうちのそばの産婦人科医院で，「順調です」って言われて，嬉しそうに，早く僕に会いたいって言ってたよ．

　予定日を3日過ぎた．破水！いよいよ僕とおかあの共同作業の日がきたんだ．おかあは，おじいちゃんとおばあちゃんと一緒に産婦人科に行ったけど，まだ僕はおなかの中でのんびりしてるって説明されてた．破水して時間が経ってしまうと，僕もおかあも具合が悪くなるので，おかあは，息を合わせて，「ふっふっはぁ」と，必死に僕を守ってくれていた．でも僕は時々苦しくなって，おかあと，もがいたり，くたびれたりを繰り返した．どれくらい時間が経ったのだろう．破水したのは夜中で，僕が生まれる前の日で，おかあは2日もおなかが痛かったんだって．僕は生まれる2

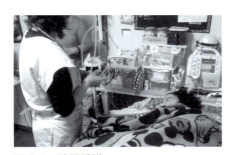

図2-1　訪問看護

時間くらい前から苦しくて助けてよ～って，サインを送ってたよ．

　気がつくと僕は，あったかいけど泳げないところにいた．おかあのおなかの中じゃない．保育器の中．気管も，胃も，血管も管だらけで，おかあのあったかい声と心臓の音とは違う，呼吸器の音とモニタの音が響いている．僕，生まれたんだ．

　そこは，NICU っていうらしい．僕は 21 分間心臓が止まっていたらしい．Ap0/0 って，何度も聞こえたよ．おかあは僕のために，帝王切開で産んでくれて，別なお部屋にいる．おとうが僕にずっとついていてくれた．NICU を巣立つまで，病院のおとうみたいに必死で助けてくれることになる O 先生が，おとうに僕のことを話している．

　僕は，在胎 40 週 4 日，3,176 g で出生した立派な男の子．重症仮死だった．心拍数が 60 回/分以下になって約 1 時間後に，やっとおなかから出た時には，僕の心臓は止まっていたらしい．新生児科の先生がかけつけてくれて，心臓マッサージと人工呼吸で，つまり蘇生してもらえたんだ．だから現在の僕の状態は，新生児脳症後遺症ということになる．生まれたその日から人工呼吸器は僕の体の一部みたいなものだ．

　O 先生がおとうに話したところによると，おかあは疲れているけど感染もないので，すぐに会えるだろうって，よかった．そして僕はというと，心臓や腸に病気はないけど，脳には出血があって腫れていて，体がけいれんしてるんだって！それから 3 日，僕の脳は細胞を救うために氷のように冷やされた．おとうもおかあも，心配で心配で泣いてばっかなんだ．

　生まれて 3 か月がたった．東京からやってきたという N 先生が，僕に「はじめまして．こんにちは」と声をかけた．そして，横にいたおとうとおかあに，「赤ちゃんお誕生おめでとうございます」って言ってた．おめでとうだって．おかあは，「まだ友人にもちゃんと報告できないこの子の誕生はおめでとうでいいんですね」って，涙ぐんだ．おとうは，そっとおかあの肩に手をおいて，かっこよかったなあ．N 先生は僕が生まれたことを，おとうと，おかあと，一緒に喜んでくれる人なんだ．

　O 先生と N 先生，僕の天使 S 看護師さんと，K コーディネーター，おとうと，おかあが，カンファレンスルームで相談してくるって．何を相談するのかなあ．

その日から「おうち」という言葉をよく聞くようになった．「おうち」って，なんだ？
　時々，痰が増えると，点滴の抗菌薬で治してもらったりはしているけど，日に日に大きくなるし，元気になる気がしていた．僕のこんな状態を，O先生がほかの病院の先生に電話で相談している．「全身状態は安定しているものの，頭部の画像では多嚢胞性脳軟化症の所見であり，重度の低酸素性虚血性脳症の脳性麻痺の児です．随意的な運動は期待できず，大島分類1の重症心身障害児が予想されます」（図2-2）．
　N先生は，K地域療育コーディネーターが依頼した療育を担当する小児科医で，在宅移行支援のお仕事をしているんだって．O先生はじめNICUのスタッフと，おとうとおかあと僕が「おうち」で暮らすための準備を，一緒にしますって，説明された．「おうち」は，飛行機で行くところにあって，人工呼吸器を装着した僕が「おうち」に帰るためには，おとうとおかあが，僕の呼吸や注入のお世話ができるだけではなく，日ごろ診てくれる病院を探すこと，僕を飛行機に乗せることなど大がかりな準備が必要なんだって．N先生は東京から飛行機で2か月に1回，会いにきてくれた．そのたびに，カンファレンスってやつが開かれていた．N先生が来ると，栄養の種類が増えたり，日課表ができて遊びの時間が保障されるようになったりした．おかあは僕の心拍数や表情で，OKなのかNOなのか，わかってくれるようになってきて，大感激だよ．僕は痛い時や苦しい時も，手足や顔が動かないらしいよ．一生懸命訴えようとしているから，心拍数が上がったり，眼の表情が変化したりするって，おかあが言ってた．それから，おかあは発明と工夫の天才なんだ．僕の手足が冷えない

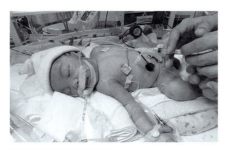

図2-2　NICUの僕

ようにかわいいミトンやくつしたを作ったり，点滴していても肌触りのいいかわいい服が着られるように，肩や腕にボタンのついたお洋服作ってくれたり，呼吸器の回路からお水が僕に戻らないように気をつけたり，数えたらきりがないくらい．病院の看護師さんも誉めてたから，とっても嬉しかったよ．おかあは，僕の誇りなんだ．そして，おとうはね，東京でお仕事も頑張っているのに，N先生と一緒に，僕が利用できる保育園みたいな通園施設や，短期入所っていうのができるところを見学したり，まだ6年も先なのに学校まで見に行ってくれたんだって．そして，おうちで僕と同じように呼吸器で暮らしているお友達を紹介してもらって「イメージできた！」って言っていたよ．

　NICUの窓から見える木の葉っぱが緑から黄色に変わってきた．僕は生まれて6か月になった．おかあが嬉しそうにO先生と話している．N先生からメールがきたんだって．「おうち」のすぐ近くにある病院が，「どうぞ引っ越してきてください」って．「おうち」に帰る準備をするために，S病院に転院して，「おうち」に帰ってからも，かかりつけ医でありながら入院もできる二次病院になってもらうんだって．搬送は別病院のプロのチームにお願いすることにしますって．おとうとおかあは，僕のために決意して，生後7か月で気管切開したよ．生後8か月でいよいよ飛行機に乗って引越しすることが決まったんだ．

　僕の引越しの前の夜，ナショナルセンターの搬送チームが，ストレッチャーに青い特製ベッドと搬送用の呼吸器パピーくんを積んで，颯爽とやってきた．かっこいいんだ．僕はわくわくして，恥ずかしいことに心拍数を上げてしまった（図2-3）．優しい救命救急の先生たちが，僕に説明してくれた．「いーくん，緊張してるのかな．大丈夫だよ．僕たちは，いーくんのおうちの近くからやってきたんだ．明日一緒に帰ろうね」

　僕が8か月を暮らしたNICUのある病院の近くの空港には，PBL（passenger boarding lift）がないので，救急車でお隣の県まで2時間移動して，飛行機に乗った．O先生との別れがつらくて悩んでいたけど，NICUのおとうである新生児科のO先生も飛行機に乗ってくれたんだ！搬送チームの先生方とあわせて3人のお医者さんに囲まれて，おかあと共に，約1年前飛んだ空に再び上昇した（図2-4）．なんだか安心して，不覚にもぐっ

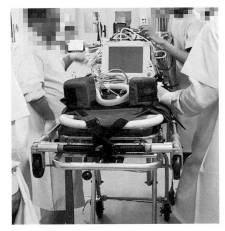

図 2-3　搬送前準備

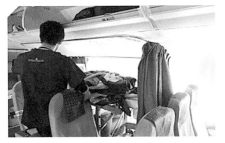

図 2-4　飛行機内

すり寝てしまった．気づいたら，羽田空港から救急車に乗って，「おうち」に帰る準備のためにお世話になる病院に運ばれていた．そこには，おとうとばあば，僕の引越しをコーディネートしてくれたN先生が待っていてくれた．そして，新しいお友達も紹介された．地域の保健師さんと訪問看護師さんだった．

　S病院ではその後胃瘻の手術をして，お顔がすっきりしたので，みんな，「かわいいね」と何度も言ってくれた．今頃気づいたのかな，もともとかわいいと思うよ．時々肺炎になったり，尿路感染症になったりして点滴したけど，S病院の先生や看護師さんたちもみんな優しくて安心した．「ここがこれから長〜くお世話になる病院なのよ」，とおかあが説明してくれた．かかりつけの二次病院らしい．おうちは窓から見えるところにあるって言ってた．「どこどこ？」早く「おうち」を見たいよ．

　転院から5か月目の暑い夏の日，いよいよ，退院の時がやってきた．僕は1歳2か月になっていた．

　みんなに盛大に見送られ，なんと，おかあとおとうは，僕のバギーを押して歩いて帰った．病院の廊下と違って，僕の体はガタガタ揺れた．大人だけで歩くと病院玄関から8分．バギーを押してると15分．雨の日や，具合の悪い日は，とっても大変なんだ．

僕とおかあとおとうとばあばのいわゆる「在宅生活」が始まった．ばあばが「おかえり」って言った．「おうち」には「おかえりなさい」なんだ．最初は緊張してすぐに熱が出たりゼコゼコして，おとうとおかあも睡眠不足だった．みんなくたくただった．ばあばがちょっとのことで心配して驚く声に僕はいちいちびっくりした．病院に帰りたいよ．最初の頃は，病院に行くと決まって入院だった．でも，あれっ？半年もいた病室よりも，もう在宅生活1か月のおうちのほうが恋しくなった．おうちは，病院より静かで，おかあとおとうの声がたくさん聞こえる．お味噌汁の匂いで朝ってわかるし，紅茶の香りでばあばのお茶の時間ってわかる．だんだん緊張しなくなった．ちょっとの音や声ではびっくりしなくなった．何が起こるかわかるようになったから，安心していられるんだ．

　定期的な病院の診察が月に2回ある．1回は小児科，もう1回は外科．そして3か月に1回，耳鼻科でファイバー．おうちの外へ出かける時は，僕のストレッチャー型バギーは狭い玄関から出られないので，おとう特製の縁側スロープを使ってお庭経由で出かけま〜す（図2-5）．

　おうちには，訪問看護ステーション3件とヘルパーステーション1件から，看護師さんヘルパーさんリハビリの先生が曜日を決めて来てくれる．リハビリは週1回，お風呂が週2回（図2-6）．お風呂は大好きなんだ．もっと入りたいので，おかあも事業所も交渉をがんばっているけど，実際は人材不足などで，予定通りにすら入れない．行政は大人用の入浴サービスの対応しかしていないので，気管切開をしている子どもにはこれ以上無理だって．なんとかしてほしいなあ．

　1歳の弟きーくんはよく僕のベッドに乗ってくる．弟が生まれた時，僕は1歳8か月だった．留守番看護も月1回しか認められないので，人工呼吸器の僕が短期入所できるところを探した．それまで3歳以上の子しか預かっていなかった施設が，僕のために1歳半以上の子を練習したいって言ってくれた．行ってみたら，とってもきれいで，あったかくて，楽しいところだった．最初は緊張して具合が悪くなったけど，実は興奮して発熱していることもあるんだよ．その後も時々お泊りに行くことにしている．親からみたらレスパイトの意味らしいけど，僕にしてみればバカンスだよ．いろんな遊びを教えてくれて楽しいんだ．でも，人工呼吸器の僕は，送迎サービスが使えないし，利用できる施設はどこも遠くて，福祉タクシーで

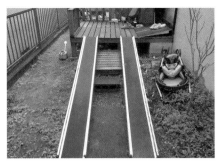
図2-5　おとうの手作りスロープ

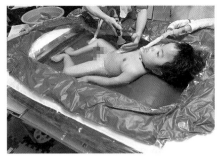
図2-6　入浴

片道1〜2万円かかるんだ．だから，使いたくても，なかなか行けないんだ．

　往診の先生は今のところ，歯医者さんが3か月に1回きてくれる．口腔ケアっていうらしいけど，赤ちゃんの時はお口をさわられるだけで嫌で嫌でたまらなかった．緊張で分泌物が多くなって溺れそうだったよ．でも，おかあはめげずに「感染予防，感染予防，過敏性おとして，お口きれい，虫歯予防，おいしいごはん，消化吸収，快便，やっぱり感染予防」って唱えながら淡々と頑張るから，僕もだんだん，「まっ，いいかっ」て思えるようになって，緊張せずに知らんぷりもできるようになって，最近は心拍数も上がらなくなったよ．入院中の口腔ケア指導も，おかあが誉められてばっかり．本当は僕がつきあってあげたからなんだけどな．往診の歯医者さんにも毎回誉められてる．虫歯もないし，ここのところ気道感染もない．家族で一番元気といわれているよ．

　でも，あとはやっぱり，近所のお医者さんに訪問診療をお願いしたいなあ．外に出ることに関しては，体調の良い日なら気分よく楽しめるけど，僕の体調とは関係なく決められた日に気管切開カニューレや胃瘻ボタンを交換するだけの日や，全体的に元気なんだけど，分泌物が多くて外来で診てもらいたい時に大雨だったりすると，S病院までは徒歩15分といっても，その往復だけでぐったり疲れてしまうんだ．そんな時はだいたい外来で「帰っていい」と言われた翌日，入院になるんだよな．往診の先生を大募集中で〜す．おかあも僕の世話と，やんちゃな弟を追いかけることで，倒れそうです．助けてくださ〜い．

基本的に，僕のサインをおかあが謎解きみたいに読み解いて，おとうと相談しながら，訪問看護師さんを中心とした支援ネットワーク力で，だいたいのことは安心だよ．

　胃瘻ボタンのサイズ変更をした時は，僕のおなかがちょっと太ってきて，胃瘻ボタンの動きが悪くなっていたんだ．緊張するたびに，うっ苦しいと思っていたら，おかあがすぐにボタンの動きが悪いこととおなかに跡がつくことと緊張からの回復が悪いことに気づいて，小児外科の先生に「苦しいみたいです」って，僕が言いたかったことをずばっと伝えてくれた．その日に，ボタンの長さが，2 cm から 2.3 cm に変更になって快適になったので，心拍数も落ち着いて夜もよく眠れるようになったよ．

　気管カニューレのサイズを変更したのは 3 歳になった時だった．リークが増え始めて，1 回換気量がいまいちで，なんだか苦しい気がしていたけど，モニターの酸素化はよかったんだよ．でも，さすがおかあ．外来の時先生に，「もれているような感じです」と，僕の悩みを伝えてくれたよ．いつもより CO_2 がたまっていたんだって．カニューレも 1 サイズ進級して，ばっちり呼吸が楽になった．いつもおかあに助けてもらっている．

　おかあとおとうは，今では毎日余裕で僕の世話をしているように見えるかもしれないけど，これは日々の積み重ねと，備えあれば憂いなしの二人の性格のおかげかな．でも実はとってもあわてんぼうで，すぐにテンパるんだ．それも自分たちでよくわかっているからこれまた準備万端．たとえばね，僕の家は，おかあのセンスあふれる世界観で，清楚でかわいい演出がほどこされている．まあ，壁の写真はほぼ全て僕のだけどね．その中に，目立つかわいくない張り紙が 1 枚だけあるんだ．タイトルは「119 ダイヤル」．そこには，「救急です．住所は，〇〇（本当の住所が書いてある），いーくん（本名が書いてある）です．〇才〇か月の男の子で，気管切開をして人工呼吸器をつけて在宅しています．電話番号は，××です．かかりつけの病院は，☆☆病院です．診察券番号は，0000 です．状態は，□□□□です」とか救急車をお願いする時に言うせりふが書いてあったりする．それから，僕のケアプランはボードで，ケア日記はおかあ手作りの記録ファイル．おかあが簡単に書けて，外来で主治医の先生に効率的に報告できたり，日替わりの訪問看護師さんやヘルパーさんがすぐケアに入れるように，記録ファイルの書式もパソコンで作って印刷した手作りだ（図 2-7, 図

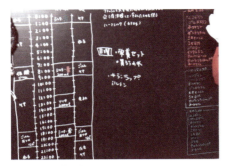

図2-7　ボード

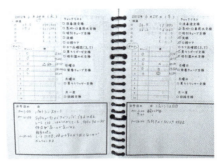

図2-8　記録ファイル

2-8)．これはわかりやすいって，またしてもおかあは誉められるんだ．たとえば何日前から尿量が減って活気がないかなどがすぐにわかるので，治療が早くて効率的だから，今まで手遅れってことがないんだろうな．さすが，おかあ！おとうは，乾燥すると僕の気管支の調子が悪くなるのを知っているから，季節によって快適な温度と湿度をいつも気にかけてくれている．おとうが見つけてきた便利でかわいい温度湿度計がいつも僕のお部屋の壁にかかっている．僕はおかあとおとうの愛情で生きられているんだね．こうして基本の健康を維持してもらっている僕は，お出かけ上手なおかあに付き合って，水族館や遊園地に行ったりもしてるんだ．しかも，ホテルに泊まって旅も楽しんでいる．

　僕は来年5歳になるよ．前におとうが見にいってくれたような学校に行くための準備に入るね．週2回くらい幼稚園みたいな通園施設に通って，お勉強してくるね．心配性のおとうへ，大丈夫だよ，僕はお友達と過ごしてもっと成長したいんだ．だって2年後には小学生だよ．がんばりやのおかあへ，弟は保育園に，僕も幼稚園に通園するから，おかあも，好きなお仕事を再開してください．おかあのお仕事姿ほれぼれしちゃったよ．輝いているおかあ，大好きだよ．おとう，おかあ，僕を産んでくれて本当にありがとう．毎日幸せです．

B　夢をもち育っているネマリンミオパチーの私

　私の名前は，KANA．小学校5年生．呼吸器と一緒に楽しく学校に通っ

ています．特技は電動車椅子の運転．車庫入れ，方向転換上手です．趣味はおしゃれです．今日のチャームポイントはハートのタイツです（図2-9）．今夢中なことはお友達との恋話です．お誕生日は8月30日．自分で書いたので，見てね（図2-10）．これから自己紹介をします．

　ママのおなかにいた時は，最初はのんびりプカプカ過ごしていたけど，予定日が過ぎてもなかなか産まれなくて，1週間と4日長くおなかにいて，ママのおなかは，ボールみたいに大きくなったんだって．私の体の何倍もの羊水で苦しくて，生まれた時は，1,800 mLの羊水といっしょに飛び出てきたんだよ．体重は，生まれた時に測ったら3,720 gだったのに，飲んでいた羊水を吸引したら，3,420 gになったの．
　おなかの中で聞いていたママの声を聞けたのは嬉しかったけど，眩しくて壁のない世界は，とても苦しかった．お胸は，息を吸うたびにぺこぺこへこむし，白い服の助産師さんが，「あら変ねえ，飲まないわね」って，ミルクを私の口に入れようとするけど，溺れそうだったよ．生まれて2時間経って，心配そうなパパと車に揺られて別の病院に搬送された．お口に管がやってきて，息がとっても楽になった．保育器に入って，最初は不安だったけど，あったかいし，優しい看護師さんたちがトントンしてくれるので，だんだん居心地がよくなってきた．でもね，ママをおいてきたの

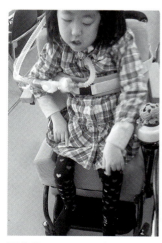

図2-9　チャームポイント

図2-10　自筆

で，なんだか落ち着かなかった．

　次の日に，ママは外出許可をもらって，私が入院しているNICUにきてくれた．あっ，ママの声とおっぱいの匂いだ，嬉しくていっぱいアピールしたよ．でも，心拍数が上がるだけで，私の手は動かなかった．きっと誰にも気づいてもらえなかったと思う．せっかくママが搾って持ってきてくれたおっぱいを飲んでも，息が苦しくなるから，吸引されて，いつもおなかが空いていた．横で先生とママとパパが話している．泣き声が弱い，ミルクが飲めない，栄養はチューブが必要，呼吸には機械でお手伝いが必要．

　3週間経って，呼吸が自分でできるようになったから，ママと一緒にお泊りできる小児科病棟に引越した．ママが注入や吸引をやってくれた．10日間の予定だったらしいけど，1歳のお誕生日も，2歳のお誕生日も，病院だった．お正月に着るかわいい晴れ着がおばあちゃんから届いたけど，生まれて最初のお正月は病院で，春の桜の花にも気づかず，いつの間にか次の夏を迎えた．私は1歳になったんだ．おばあちゃんが，お餅を持ってきた．あんよで踏むらしい….寝返りもしない私は，やっとのことで手を伸ばしてさわってみた．

　生まれて5か月目の夜，キューキューのどが鳴っていて苦しくて，笑う余裕もなく，気が遠くなりそうな私をみたママが，当直の先生にお願いしてくれて，私のお口にあの細いチューブが再びやってきて命が助かった．それからの私は，どんなに泣いたって誰にも泣き声が聞こえないらしく，SpO_2低下のアラームでやっと看護師さんが気づいてくれる生活になった．

　1歳2か月で，筋生検を受けた．結果説明を聞くために，パパとママが隣の県まで行ってくれた．「筋肉が弱い病気で，自分で息ができないって説明された」って，パパとママが，おばあちゃんに報告していた．気管切開をしなければ，生きていけないって．ママはとっても強かった．私を助けるために，泣いてはいられないって思った．車で2時間くらいのところに，私と同じネマリンミオパチーで，気管切開をして呼吸器で息していて，おうちで暮らして学校にも行っている子がいるって聞いて，ママは飛んでいってくれた．ママは，その子とその子のママとお友達になって，私がおうちに帰るための作戦を考え始めたんだ．

　病院のベッドの上と，天井が私の空間．ママが話してくれるお兄ちゃんの話もおもしろかったし，ママが読んでくれる絵本で，たくさん言葉を覚

えた．でも，声をどうやって出すのか，よくわからなかった．息が苦しくて，何度も酸素の管を探した．

「おうち」ってどんなところ？「お兄ちゃん」って，どんな人？

1歳9か月，私は気管切開の手術を受けた．ママは，人工呼吸器をつけて帰りたいと言ってくれた．でも病院の先生は，呼吸器をおうちに持って帰るなんて，この病院では初めてのことで，おうちで生活するのは，この子は無理だって説明していた．

2歳2か月，初めての外泊．初めてのおうち．ママは，病院の先生が「呼吸器つけておうちに帰ること」を理解してくれるように，資料を必死で集めて説得してくれた．親切な人たちがたくさん病院に集まってくれたよ．小児科の先生と看護師さん，相談支援専門員さん，往診してくれる予定の近所の内科の先生，訪問看護ステーションの看護師さんと，PTさん．呼吸器屋さん．私がおうちに帰って，家族と生活するために必要なことを話し合ってくれたんだ．たくさんの人と知り合った．

2歳3か月，待ちに待った退院．「おうち」の生活が始まった．

近所の内科の先生が，2週間に1回，訪問診療してくれる．聴診器でもしもしして，のどのカニューレを交換しながら，「調子はどうですか」って，笑顔で聞いてくれる．ママはとっても嬉しそう．先生や看護師さん，PTさんがおうちにきてくれるので，自分が病気って気がしない．みんなニコニコしてくれるから，私の具合もいいんだってわかる．病院にはなかったことが「おうち」には，いっぱいあった．朝のパンの焼ける匂い．早く起きなさいって，ママがお兄ちゃんに叫ぶ声．お兄ちゃんのおはようの声とばたばた走る足音．順番にみんなが，KANAに「おはよう」を言いにくる．お返事するのに忙しい．「あー，あーーあー」って言ってみたり，眼をぱちくりしたりして，一生懸命にお返事すると，お兄ちゃんが「KANAがおはようって言ったぁ」とママに報告に行ってくれる．朝の戦争みたいな時間が一瞬で終わると，ママがゆったり音楽をかけてくれて，KANAの排痰をしてくれる．アンビューでパフッパフッて押すと，深呼吸できる．病院のパフパフの時は，みんな大急ぎで怖い顔だったけど，おうちのパフパフは，ママが「大丈夫」って言いながら，ゆっくり押してくれる．でも，そのあと，容赦なく吸引されるんだけどね．もうちょっとKANAのOK

サインを待ってから吸引してよ．

　ママの眉間にしわがよって，往診の先生に電話をし始めると，私の心拍数は上がってくる．病院に行くのかなあ．入院かなあ．KANA病気かなあ．ママの不安は，私の不安．私の不安はママの不安．看護師さんがピンポーンってやってくると，ほっとして，私のドキドキがおさまった．気づくと，ママも笑顔だった．看護師さんが，先生に電話してくれている．「大丈夫そうです」って感じかな．

　私は，5歳になった．お兄ちゃんが「KANAも同じ学校に連れて行きたい」って言ってくれた．就学前のケース会に集まってくれた人は，みんなKANAのお友達．もう5年も付き合っている．医療管理病院の小児科のY先生，療育管理病院の小児科のN先生，訪問診療の内科のI先生，訪問看護ステーションの看護師さんとPTさん，ヘルパーステーションのヘルパーさん，教育委員会の先生と広域の特別支援教育コーディネーターの先生，地域療育コーディネーター，そしてママ．ママは事前に，私に意見を聞いてくれていた．私の笑顔はママの笑顔．KANAのために，ママはどんなに大変でも，お兄ちゃんと一緒の学校に就学を希望した．「小さな町なので，町中の方々にKANAのお友達になってもらって，地域でかわいがってもらいたい」っていう，ママの大きな愛だと今になってみるとわかる．その時はただ，私はお兄ちゃんと一緒に学校というところに行ってみたかった．楽しそうだったから．

　KANAには，3人の主治医の先生がいる．2歳半まで入院していた病院の小児科のY先生は今でも毎月病院で会うし，入院の時は診てくれる．訓練や通園など療育の相談をしている療育センターの小児科のN先生は，医療的ケアやお勉強のことなどを学校の先生とよく相談してくれる．2週間に1回往診してくれる近所の内科のI先生は，家族のこともKANAの性格も知っている．この3人で意見書を書いてくれた．そして，ママの教育委員会通いも実り，お兄ちゃんの通う地元の小学校初の，車椅子＆呼吸器のおまけ付きKANAの入学が認められた．小学校1年生の時は，ママが毎日教室にいて，吸引してくれた．お勉強はとっても楽しかった．お友達もみんな優しかった．2年生からは，支援員さんがママと交互で医療的ケア以外のお世話をしてくれた．お友達はお勉強を手伝ってくれて，休み時間は一緒に遊んでくれた．こうして私は3年生まで地元の小学校に

通った．4年生からは，KANAに合ったコミュニケーションと学習方法でお勉強できる学校に行くことにした．3年間一緒に過ごしたお友達と別れるのがとっても寂しかったけど，お兄ちゃんが中学生になり，小学校に行くのはKANAだけになったので，心配性のお兄ちゃんが，「KANAよく頑張ったね」って言ってくれて，特別支援学校ってとこに行くことにした．

　特別支援学校では，お勉強がハイテクだった．KANAは字も書けるけど，パソコンもできる．iPadも使える．お話ししないお友達はジェスチャーやカードでおしゃべりしたりする．とっても気が楽になった．もちろん学校も楽しいけど，放課後デイサービスも楽しい（図2-11，2-12，2-13）．

　放課後は，デイサービスに行く．お兄ちゃんたちが行っていた学童クラブみたいなところ．ゴロゴロのびのびする日もあるし，お散歩する日もあるし，お天気やその日のメンバーによって，まるで，もうひとつのおうちにきょうだいがいるみたいな感じ．そこでも，KANAはアイドル．

　KANAの初めてのディズニーランド旅行には，療育管理病院の小児科のN先生が飛行機に乗って一緒に行ってくれた．飛行機に乗るための準備やホテルのスタッフとの連絡をはじめ，近くの救急病院には事前にKANAを紹介しておいてくれた．主治医意見書を書いて，飛行機に呼吸器と吸引器を載せられるようにしてくれた（図2-14）．ホテルの医療専門サービス担当者との事前打ち合わせもしてくれた．おかげで，ママはとっても安心だったので，私も安心して楽しめたし，お兄ちゃんたちも喧嘩せず楽しんでくれた．

　訪問診療担当のI先生は，おうちから車で10分くらいのところのクリニックの内科の先生．おばあちゃんやおじいちゃんの患者さんが多いので，KANAが一番若くていけてるって，往診の日は，いつも目をハートにして来てくれる．車の音とピンポーンの押し方で，先生だってわかるよ．笑顔で来てくれるけど，ごめんね，先生は私に片思いだと思う．KANAが恋してるのは，文通してくれた小児科のK先生．K先生が私の気持ちをわかってくれたおかげで，私は心が無理しなくても学校で楽しめるようになった．車椅子＆呼吸器のお友達はほかにいなかったけど，特別な珍しい子ではなく，私にとっては，気管に入っている管や，おなかのボタンはあって当然のもので，呼吸器も胃瘻も車椅子も生活必需品だってはっきりわ

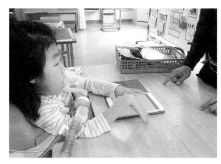
図 2-11　学校授業

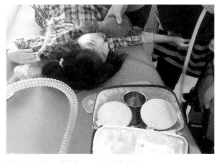
図 2-12　学校での医療的ケア

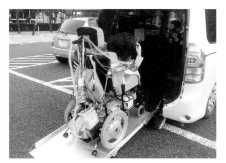
図 2-13　車にも自分で乗ります

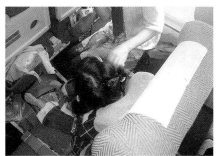
図 2-14　飛行機内

かった．それでいい，それがあたりまえと思えたので，地元の小学校から支援学校に自信をもって転校できたんだと思う．K 先生大好きです．

　あっ，もちろん，ママへの好きはあたりまえです．K 先生への好きは恋です．往診の I 先生も好きだけど，恋とは違うの．ごめんね．I 先生は準家族かなあ．

　KANA は，大きくなったら，iPad でおしゃれを発信する人になるよ．私の中で，おしゃれセンス一等賞は，ママです．ママは，ハートおしゃれ一番です．すっごく頑張っているのに，KANA の前では，笑顔で「KANA かわいい，KANA ありがとう」っていつも言ってくれる．心がおしゃれなママ，私を産んで育ててくれて本当にありがとう．生まれてきてよかった．

〔奈須　康子〕

3 在宅医療が必要な子どもの病態と特徴

小児の在宅医療というと，以前までは，小児がん末期の看取りのような特殊な状況を思い浮かべる方も多かったかと思いますが，現在では，基本的な生命活動の維持に医療の助けを必要とするような超重症児・準超重症児と呼ばれる子どもたちがその主な対象となってきています．ここでは，今後も一層その数を増やしていくと思われるそのような子どもたちの病態と特徴を概観します．また，子どもたちが退院し自宅で生活をするに至るには，NICUからの退院児，一般小児病棟からの退院児，いわゆるキャリーオーバーと大きく3つのパターンがあり，取り組めそうな患者さんから手掛けていただくことも1つの方法です．

A 在宅医療が必要な子どもの特徴

在宅医療が必要な子どもにはどのような特徴があるのか．それを表3-1にまとめた．

最初に挙げるべき大きな特徴が，医療依存度が高いことである．多くの子どもが日常的に医療ケアを必要としている．しかも，その多くが，気管切開と人工呼吸器，経管栄養などのように複数の医療デバイスを使用して

表3-1 在宅医療が必要な子どもの特徴

医療依存度が高い 　　複数の医療デバイスを使用していることが多い 　　呼吸管理は気道の閉塞への対応が多い（気管切開など）
成長に従って，病態が変化していく 　　重症心身障害児の二次障害など
本人とのコミュニケーションが困難なことが多く，異常であることの判断が難しい
24時間介助者が必要で独居では生存不可能．しかも，多くの場合，24時間常に見守りやモニタリングが必要
成長（体験を増やす，できることを増やす）ための支援が必要

いる．また，特に呼吸管理の複雑さが子どもの特徴で，中枢性の無呼吸，喉頭軟化症，気管軟化症などの先天性，あるいは後天性の気道の閉塞性疾患で，気管切開，エアウェイ，HOT，人工呼吸器などの呼吸管理を行うことが多い．また，側彎など，胸郭の変形から呼吸不全に至る場合もある．

　成長に伴って，病態が変化していくことも子どもの特徴である．体ができあがってから寝たきりになる大人と異なり，寝たきりのまま成長する子どもは，さまざまな二次障害を起こす．例えば脳性麻痺の子どもが，成長に伴い側彎が悪化し，胸郭の変形による呼吸障害，腹腔の変形と消化管の偏位による腸閉塞，頑固な褥瘡といった皮膚障害などを起こすなどである．

　在宅医療が必要な子どもは，知的障害も合併していることが多く，自分の状態を伝えられないことが多い．また，幼いために話せないこともある．本人とのコミュニケーションが困難な状況の中で，異常を発見するためには，患者の普段の状態をよく把握しておく必要がある．特に，在宅医療の対象となる子どもは，調子が良い時の体温，脈，排便，睡眠，消化の状況を把握しておくことが異常の発見のために重要である．

　成人では，独居で在宅医療を受けることもあり得る．また，家族が介護していても，数時間一人にしておくことは多くの場合可能である．しかし，小児の場合，独居は全く不可能，医療デバイスのついている子どもは，数分間でも目を離すことは危険で，夜間もモニタリングが不可欠であり，介護者の負担は大きい．

　高齢者の在宅医療において，能力の維持には配慮しても，新たな能力の獲得を考える必要はないが，子どもは成長する存在であり，先天的な障害があって，生活に困難を抱える子どもも，その子なりに成長し，さまざまな能力を獲得することができる．そのような新たな能力獲得について，在宅医も配慮する必要がある．しかし，そのためには，呼吸，栄養などの基本的な成長のための土台が整えられ，リハビリなどの適切な支援が必要になる．

B　重症児と超重症児

　小児の在宅医療の対象として，真っ先に挙がるのが，重症児であろう．重症児とは，「重症心身障害児」の略称であり，重度の肢体不自由と重度

の知的障害とが重複した状態を言い，さらに成人した重症心身障害児を含めて重症心身障害児（者）と呼ぶ．これは，医学的診断名ではない．児童福祉での行政上の措置を行うための定義で，元東京都立府中療育センター院長大島一良博士により考案された大島の分類という方法により判定する（表 3-2）．重症心身障害児（者）の数は，日本ではおよそ 43,000 人いると推定されている．この大島分類には，医療デバイスや医療ケアが考慮されていない．

　上記の重症心身障害児の中でも，医学的管理下に置かなければ，呼吸をすることも栄養を摂ることも困難な障害状態にある障害児を，鈴木らが，超重症児スコアと呼ぶスコアを用いて必要な医療処置によって点数をつけ，スコア 25 点以上を超重症心身障害児（超重症児），10 点以上を準超重症心身障害児（準超重症児）としている[1]（表 3-3）．

表 3-2　大島の分類

					(IQ)
21	22	23	24	25	80
					70
20	13	14	15	16	
					50
19	12	7	8	9	
					35
18	11	6	3	4	
					20
17	10	5	2	1	
					0
走れる	歩ける	歩行障害	座れる	寝たきり	

1，2，3，4 の範囲に入るものが重症心身障害児
5，6，7，8，9 は重症心身障害児の定義には当てはまりにくいが，
①絶えず医学的管理下に置くべきもの
②障害の状態が進行的と思われるもの
③合併症があるもの
が多く，周辺児と呼ばれている．

（全国重症心身障害児（者）を守る会
http://www.normanet.ne.jp/~ww100092/network/inochi/page1.html より）

表 3-3 超重症児(者)・準超重症児(者)の判定基準

以下の各項目に規定する状態が6か月以上継続する場合[※1] それぞれのスコアを合算する.			
1 運動機能 ： 座位まで			
2 判定スコア			(スコア)
(1)	レスピレーター管理[※2]	=	10
(2)	気管内挿管・気管切開	=	8
(3)	鼻咽頭エアウェイ	=	5
(4)	O_2 吸入または SaO_2 90％以下の状態が10％以上	=	5
(5)	1回／時間以上の頻回の吸引	=	8
	6回／日以上の頻回の吸引	=	3
(6)	ネブライザ 6回以上／日または継続使用	=	3
(7)	IVH	=	10
(8)	経口摂取（全介助）[※3]	=	3
	経管（経鼻・胃瘻含む）[※3]	=	5
(9)	腸瘻・腸管栄養	=	8
	持続注入ポンプ使用（腸瘻・腸管栄養時）	=	3
(10)	手術・服薬にても改善しない過緊張で、発汗による更衣と姿勢修正を3回以上／日	=	3
(11)	継続する透析（腹膜灌流を含む）	=	10
(12)	定期導尿（3回／日以上）[※4]	=	5
(13)	人工肛門	=	5
(14)	体位交換 6回／日以上	=	3
＜判定＞ 1の運動機能が座位までであり、かつ、2の判定スコアの合計が25点以上の場合を超重症児(者)、10点以上25点未満である場合を準超重症児(者)とする.		合計	点

※1 新生児集中治療室を退出した児であって当該治療室での状態が引き続き継続する児については、当該状態が1か月以上継続する場合とする. ただし、新生児集中治療室を退出した後の症状増悪、または新たな疾患の発生についてはその後の状態が6か月以上継続する場合とする.
※2 毎日行う機械的気道加圧を要するカフマシン・NIPPV・CPAPなどは、レスピレーター管理に含む.
※3 (8)(9)は経口摂取、経管、腸瘻、腸管栄養のいずれかを選択.
※4 人口膀胱を含む
(「基本診療料の施設基準等及びその届出に関する手続きの取扱いについて」 別添6 kouseikyoku.mhlw.go.jp/kinki/gyomu/bu_ka/shido_kansa/kikan_tsuchi/documents/260305-hoi1.pdf より)

C 急増する在宅医療が必要な子どもたち ―3つの要因―

　現在，日常的に医療機器と医療ケアを必要とする子どもたちが，在宅生活支援のための社会資源が未整備な地域社会において急激に増加している．在宅医療の対象となる子どもがどのくらいの数なのかは厚労省も，小児科学会にも把握されていない．しかし，小児科学会の調査などから推計すると，在宅の超及び準超重症児が全国に5,000人[2)]，文部科学省の特別支援学校での調査によると日常の医療ケアを必要とする児童が8,750人で，そのうち人工呼吸管理1,166人となっている[3)]．また，全国の重症心身障害者施設（国立病院機構含む）に入所している1歳から成人までの超及び準超重症児者は，3,711人（2008年）で，それが全体の3割といわれているので，在宅には約8,700人の超及び準超重症児（者）がおり，そのうち20歳以上が約4,000人と思われる．しかも，その数は年々増加している．その要因が3つある（図3-1）．

　1つめは，医療ケアを必要とする子どもたちのNICU（新生児集中治療室）から地域への移行である．2008年に東京都の頭蓋内出血を起こした36歳，35週の妊婦が「たらいまわし」になり，亡くなったという事件は，まだ多くの方の記憶に新しいと思われる．この事件の原因として，東京都の多くの総合周産期センターのNICUが満床であったことが指摘されて

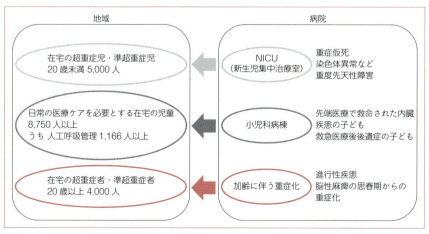

図3-1　急増する在宅で医療ケアが必要な子ども

以降,「NICU問題」が注目されるようになった．NICUの稼働率低下の原因とされた長期入院をしていた人工呼吸器などの重い医療ケア，医療機器を必要とする子どもたちが積極的に地域，在宅に移行している．現在，全国で，年間約150人程度の子どもが人工呼吸器をつけて，NICUから退院し，そのほとんどが自宅に帰っている．その数は，この8年で5倍に増えている[4]．

しかし，医療機器と医療ケアを必要とするNICUの卒業生を受け入れる施設や地域の病院は，現状では非常に少ない．したがって，そのような子どもたちは，自宅，地域に帰らざるを得ないのである．

2つめの要因は，小児科病棟からの医療機器と医療ケアを必要とする子どもの地域移行である．新生児医療のみでなく，小児医療においても，救命技術は進歩し続けている．NICUに比べ，小児科の病床数が圧倒的に多いため，まだ小児科病棟の満床問題は表面化していないが，小児科の病棟でも，医療機器と医療ケアが必要な重症児の長期入院が常態化している．

さらに，これまでは見られなかった問題も発生している．先天性の腸の異常で24時間の中心静脈栄養が必要だが，それ以外は知能も運動も正常な子どもや，重度の先天性の心疾患で，知能は正常で自力で移動もできるが気管切開，人工呼吸器，経管栄養を行っている子どもなど，これまでの寝たきりの障害児の範疇に収まらない新しいタイプの医療ケアが必要な子どもたちが病院から地域に移行してきている．これらの子どもたちも，在宅医療の対象となる．

3つめの要因は，もともと地域で暮らす重症児の加齢に伴う重症化の問題である．医療機器や医療ケアは不要で，介助で食事を食べることができ，養護学校（特別支援学校），病院に通い生活してきた重症心身障害児が，加齢とともに，胃瘻，気管切開，人工呼吸などの医療ケアを必要とするようになっている．また，ダウン症の子どもたちも長期に生存できるようになっているが，身体機能の衰えが早く，気管切開や経管栄養などの医療ケアが必要になる．これらの子どもたちは，社会資源を活用せず，親だけで介護している場合も多い．介護している家族が突然死し，介護を受けていた障害者も，餓死して発見されたという悲しい報道が最近いくつかあった．そのような事件が今後急速に増える可能性がある．この問題は，小児科医の中では，小児医療から成人医療への移行の問題の中で議論されることが

多い[5].このような小児期発症の疾患で,医療ケア,医療機器に依存した患者を誰が主治医として診ていくのか,小児科なのか,内科なのかという問題は,在宅医が介入することで日常診療においては問題が解決される.しかし,主介護者である両親の高齢化やがんなどの病気によって在宅介護が困難になる問題,患者の入院加療が必要になる時に,小児科に入院するのか,内科に入院するのか,あるいは受け入れ先が見つからないなどの問題は,在宅医が介入しても大きな問題として残る.

文献

1) 鈴木康之,武井理子,武智信幸ほか:超重症児の判定について:スコア改訂の試み.日本重症心身障害学会誌.2008;33(3):303-309.
2) 杉本健郎,河原直人,田中英高ほか日本小児科学会倫理委員会:超重症心身障害児の医療的ケアの現状と問題点.日本小児科学会雑誌.2008;112(1):94-101.
3) 文部科学省:平成26年度 特別支援学校等の医療的ケアに関する調査結果について
http://www.mext.go.jp/a_menu/shotou/tokubetu/material/1356215.htm
4) 厚生労働科学研究費補助金.平成23〜25年度 重症の慢性疾患児の在宅での療養・療育環境に関する研究:NICU・GCUからの一歳前の人工呼吸管理付き退院児の実態調査.
5) 横谷進ほか日本小児科学会 移行期の患者に関するワーキンググループ:「小児期発症疾患を有する患者の移行期医療に関する提言」

〔前田　浩利〕

4 病院から地域への移行を支援する

小児の在宅医療のシステムには成人の在宅医療と異なるいくつかの特徴があり，その基本的知識は，重症児の病態についての知識と同様に診療上重要となります．ここでは，小児の在宅医療では病院医師との2人主治医制になること，ケアマネジャーに相当する職種がなく医療と福祉をつなぐ仕組みがないこと，福祉制度自体にも未整備の部分が大きいこと，といった具体的な特徴と，それをふまえた支援方法について解説します．

A 小児の地域連携の特徴

小児の地域連携の特徴を表4-1に挙げる．

在宅医が初めて小児在宅医療にかかわる時，子どもの状態や病態以上に当惑するのが，地域連携の困難さであろう．その中でも，決定的に異なるのが，主治医が病院と在宅医の2人になること，そして，ケアマネジャーの働きをする人が，不明確であり，地域に少ないということである．

特に医師同士の連携の在り方の違いは大きい．成人の場合は，在宅医療の対象となる患者に，病院主治医が継続してかかわることは少ない．在宅医療の適応は，「通院困難」であり，ADL障害などさまざまな理由から病院への通院が困難，あるいは，がん末期でこれ以上病院では治療を受けたくないという方が，在宅医療を選択する．したがって，病院とのかかわり

表4-1 小児における地域連携の特徴

在宅医と病院医師の2人主治医制になる	かかわる医師が複数（在宅医，病院，療育機関） 医師間のコミュニケーションが綿密に必要だが実際は困難
医療と介護（福祉）をつなぐ仕組みがない	ケアマネジャーにあたる機能がない 訪問看護が医療保険で賄われるため福祉との連携が難しい
福祉制度（介護）の未整備	ヘルパーが使えない（乳児，幼児は最初から対象外） デイケア，短期入所が未整備な上，通所が困難で使えない

は，感染症などで治療を集中的に受けるために入院する際などの限定的なものになる．しかし，小児の場合は，ADL障害があっても，親が介助し，継続して病院に通い続けることが多い．しかも，主な疾患の治療の方向性を病院医師が主導して決めることも多く，在宅医が補助的なかかわりになることも多いため，小児の在宅医療では，在宅医の立ち位置が，成人の在宅医療と異なっている．それゆえに医師間の連携が重要になるが，在宅医療と病院医療では，医療環境の違いから相互理解が困難で，医師間の連携も難しいことも多い．さらに，医療ケアを必要とする重症児は，通所やレスパイトで療育施設がかかわっていることも多く，そこでも医師の診療を受ける．どの医師が医療的判断の要となるのか，曖昧になることも多い．現在は，個人情報保護の原則の下，医師同士のコミュニケーションは，ほとんど電話か文書（診療情報提供書）による．しかし，多忙な医療現場で，頻回に電話をしたり（大病院だと相手の医師につながらないことも多い）文書を作成するのは容易ではない．

B 医師同士，顔が見える関係をつくる

スムーズな医師同士の連携のためには，実際に会い，顔が見える関係を作ることが有効である．そのために，病院で退院調整会議を行い，その会議に参加することを勧める．多忙な診療の中，病院に足を運び，長時間拘束されることは，在宅医にとって大きな負担だが，そこから得られるものも大きい．子どもたちが入院している病院は，ほとんどが高度医療機関であり，病院内の組織や体制も複雑である．地域の窓口になるのは，ほとんどが小児科の医師であるが，その医師以外にも，病院内では，耳鼻科や，眼科，小児外科，リハビリ科などさまざまな医師や専門職がかかわっており，その病院内連携の実態を知ることも重要である．

退院調整会議では，以下のことは確認しておきたい．①病院と在宅医の役割分担：投薬，定期処方，予防接種はどちらがするのか．通院頻度と往診頻度．状態が悪化した際，在宅医がどこまでやるのか．内服の抗菌薬の処方までか，採血などの検査までか，それとも点滴もやるのかなど明らかにしておく．②人工呼吸器や経管栄養の管理をどこで行うのかも決めておく．現在，診療報酬で，退院月は同じ管理料を2か所の医療機関から請

求可能であり，また，退院後も，管理料が異なっていれば，複数の医療機関からの請求が可能になっている．③在宅医が入院が必要と判断した際の連絡先，搬送方法も確認しておく．特に，夜間休日はほとんどが救急窓口や当直の医師ということでわかりやすいが，日中に病院主治医が不在の場合，連絡窓口がはっきりせず在宅医が困ることが多いので，その際の連絡方法を決めておく．

　これらの話し合いの際に，留意しておくことは，在宅医療と病院医療の違いを病院の医師は理解していないことが多いということである．たとえば，多くの在宅医療機関では，休日，夜間の血液検査は困難で，採血してすぐに検査しなければならないアンモニアなどの検査も困難である．1日2回の抗菌薬の点滴の実施も困難である．胸部のレントゲンもすぐには撮影できない施設が多い．また，治療方針などに関しても病院以上に家族の意向が大きな影響を与える．ヘルパーなどの生活支援がなければADL障害のある人の在宅医療は成立しないことなど，在宅医にとって常識的なことが，病院医師，特に小児科医には認識されていないことが多い．このような在宅環境と在宅医療の特徴を病院の医師に伝えることも連携をスムーズにするために必要である．

　在宅医は，成人患者の診療をする場合，ほとんどの治療方針を本人と家族に相談して決めている．しかし，小児の場合は対象が子どもということもあり，小児科医は患者への想いが強く親との関係も強いので，多くのケースで，病院主治医との相談が必要になる．これは，在宅医にとってなかなか慣れにくい関係であるが，頻回に連絡をとっているうちに，徐々に関係が作られてくる．一度関係ができれば，患者への想いや責任感の強い小児科医は，在宅医療の心強い理解者，支援者となる（18章参照）．

C 小児の地域支援のチームを作る
―ケアマネジャーの機能をする人を決める―

　在宅で訪問診療を受ける成人を支える仕組みは，医療を支える医療保険と生活を支える介護保険である．訪問看護は，通常時は介護保険に拠って行われ，医療ニーズの高い場合に医療保険にシフトする（19章参照）．介護保険は，制度的にも医療保険とうまく連携できるように作られていて，

表4-2 成人の在宅医療にかかわる職種

	地域	病院	レスパイト施設
医師 歯科医師 薬剤師	往診医・近隣開業医 訪問歯科医師 地域薬剤師	外来医師・病棟医師 病院歯科医師 病院薬剤師	担当医師
看護師	訪問看護師	病棟・外来看護師	看護師 (介護職)
リハビリセラピスト	訪問リハ	通院リハ　通所リハ	
ヘルパー (介護職)	訪問ヘルパー		
ケースワーカー	ケアマネジャー	病院ケースワーカー	
教育者	特別支援学校の教員		
行政	障害福祉課, 保健師		

　介護支援専門員（ケアマネジャー）がケア担当者会議を適宜開催しながら，全体をコーディネートする．成人の地域支援の職種を表4-2に示した．

　小児の場合は，医療を支えるのは医療保険であり，生活を支えるのは障害者総合支援法と児童福祉法である．しかし，障害者総合支援法と児童福祉法は，介護保険ほど医療と連携できていない．介護保険は，そもそも医療との連携を前提として作られたが，障害者総合支援法と児童福祉法は，医療との連携を想定されていなかったからである．現在の障害者総合支援法と児童福祉法は，主に医療ケアのない障害者を念頭において設計されている．したがって，ケアマネジャーのように，医療と介護の両方にまたがってコーディネートする専門職が決められていない．障害者総合支援法と児童福祉法におけるケースワークは相談支援と呼ばれ，コーディネーターは相談支援専門員と言う．相談支援専門員はケアマネジャーと異なり，制度的に訪問看護をコーディネートできず，医師を含めたケア担当者会議を開催する機能も与えられていない（23章参照）．

　小児在宅医療にかかわる職種を表4-3に示した．職種としては，医師，歯科医師，薬剤師，看護師，リハビリセラピスト，ケースワーカー（ソーシャルワーカー），教育者，行政担当者となる．また，それぞれの職種が所属するあるいは活動するフィールドとして，地域，病院，ショートステイや日中預かりなどのレスパイト施設を挙げた．相談支援専門員は地域に

表 4-3　小児在宅医療にかかわる職種

	地域	病院	療育施設 通所・短期入所
医師 歯科医師 薬剤師	往診医・近隣開業医 訪問歯科医師 地域薬剤師	外来医師・病棟医師 病院歯科医師 病院薬剤師	担当医師
看護師	訪問看護師　複数の事業所から訪問	病棟・外来看護師	看護師
リハビリセラピスト	訪問リハ	通院リハ	施設セラピスト 通所リハ
ヘルパー （福祉職）	訪問ヘルパー		介護職
ケースワーカー 相談支援専門員	診療所ケースワーカー 相談支援専門員	病院ケースワーカー	施設ケースワーカー 相談支援専門員
教育者	特別支援学校の教員		
行政	障害福祉課，保健師		

□ ケアコーディネーターに適切　　■ ケアコーディネーターが可能

一定数いるが，ほとんどが知的あるいは精神障害者の施設内にいて，小児在宅医療のフィールドとの接点が少ない．病院から移行してくる医療ケアの重い子どもを地域で受け止めるためには，医療と生活の支援をプランニングし，各種サービスをコーディネートする専門職が必須である．そのような働きができる相談支援専門員が地域に少ないとしたら，その働きをする人を明確に決めて，介護保険のケアマネジャーのように，ケア担当者会議を必要に応じて開催し，地域の支援のチームを組織し，チーム内の役割分担をコーディネートしなければならない．また，制度活用のために障害福祉の行政の担当者とも連携していく必要があるし，教育との連携も欠かせない．在宅医は，在宅支援のコーディネーターを明確に決めるためにリーダーシップを発揮する必要がある．相談支援専門員にかかわってもらえればよいし，それが難しければ，保健師がその役割をするとうまくいくことが多い．障害者総合支援法と児童福祉法の知識と行政とのパイプが必要なので，訪問看護師単独では，コーディネートは難しく，訪問看護師と保健師がペアを組んでコーディネート役をすると良いことが多い．

D 日常を支えるケアプランを作る

　ケアプランを実際に作成する際に，留意することは2つある．1つは前項でも述べたように，小児在宅医療の対象となる子どもが，成人と異なり，数分間でも目を離すことは危険で，夜間もモニタリングが不可欠なことである．成人では，独居で在宅医療を受けることもあり得る．また，家族が介護していても，数時間1人にしておくことは多くの場合可能である．しかし，小児の場合，独居は全く不可能であり，子どもをおいて短時間でも親が外出することはできない．したがって，幼いきょうだいがいた場合，自宅で医療ケアを受けている子どものそばを離れることのできない母親に代わって，きょうだいの保育園や幼稚園の送り迎えを誰がするのか（あるいはその逆に送迎の間誰が子どもにつきそうのか）が，小児に独特な大きな問題になる．これは，退院調整会議でも議論し，地域の生活支援を作る際にも留意するべき点である．

　2つ目の留意点は，実際に在宅生活が始まった際に主介護者にかかる負担である．多くの場合，母親が主介護者になる．その際に，母親が家庭で行うべき仕事の総量を明らかにして，実際にどのような生活になるのかシミュレートしておく必要がある．その際のポイントが，経管栄養の注入と気管内および，口腔内，鼻腔からの吸引の頻度である．成人の場合，経管栄養をしていても，朝，昼，夕の1日3回の注入ということが多い．また，気管切開をしていて，吸引があっても1日に数回ということが多い．しかし，小児の場合，退院時に注入は1日6回あるいは多いと1日8回ということもあり得る．しかも，注入に1時間から場合によっては，2時間かけることもある．注入の前に，ミルクを作る手間と時間，終了後に片づける手間と時間を考えるとまとまって睡眠をとれる時間はほとんどない．また，小児の場合，退院直後は吸引回数も多く，起きている間は，5～10分おきに吸引が必要な子どももいる．その合間に，家事や家族の世話をしなければならない．体力がもつはずもなく，支援がなければ生活の維持は不可能である．しかし，病院の看護師は，なかなかそのような生活の場の想像ができない．病院では，栄養科でミルクがセッティングされ，病棟に上がり，終了後も看護師が容器を洗うこともない．3交代制でケアができるし，家族の面倒をみる必要もない．したがって，病院だけでケアプ

ランを作ると現実との乖離が起こる．これを退院調整会議や，地域のケア担当者会議で修正し，現実の家族の生活に沿ったプランに修正していく必要がある．その際に，図 4-1 のような 1 週間の予定表を作成するとわかりやすい．

　2012 年の診療報酬の改定で，小児の訪問看護の可能性は，かなり広がった．医療ケアが必要な多くの場合，連日訪問できる上に，1 日に 3 回まで訪問することができる．また，看護師やヘルパーの資格のないスタッフが同行する 2 人での訪問にも制度的に報酬が出るようになった．また，退院調整会議も 2 回まで診療報酬を算定できる．上述してきたような，人工呼吸器，気管切開などの重い医療ケアを必要とする子どもや，在宅で終末期を迎えようとする子どもも，1 日 3 回の訪問看護を計画的に実施することで，かなり密度の高いケアを行い状態を安定させることができる．また，退院前にも，2 回は病院を訪問できる．

　また，医療ケアがあると 2 か所，また人工呼吸器のついた患者には，1 週間毎日訪問するプランなら 3 か所からの訪問看護も可能になった．この訪問看護の仕組みを利用し，図 4-1 にあるように母親が休める時間を確保する必要がある（19 章参照）．

E　小児在宅医療における多職種連携の目的

　在宅医療の重要な目的，ミッションは"生活を支える"ということである．小児在宅医療の対象となる日常的に医療ケアを必要とする子どもの生活を支えるためには，図 4-2 に示すように，①生命の安全：生命の安全の保障，苦痛の緩和と除去，②健康の維持：体調の安定，体力の向上，③社会生活：遊び，出会い，外出，学び，仕事のそれぞれが維持され，安定していなければならない．この 3 つの要素が全て揃って，子どもと家族の"生活"は成り立つ．生命の安全は，全ての活動の土台になる．そこは医師のメインフィールドである．医師は，子どもたちの生命の安全を保障するために，病態を診断し抗けいれん薬など種々の薬剤を用いる．また，気管カニューレの管理や人工呼吸器の調整を行い，痛みや筋緊張の亢進，呼吸，胃腸症状などの苦痛があれば，薬剤や医療機器を用いて緩和する．しかし，生命が維持され，苦痛が緩和されただけでは，子どもも家族も幸

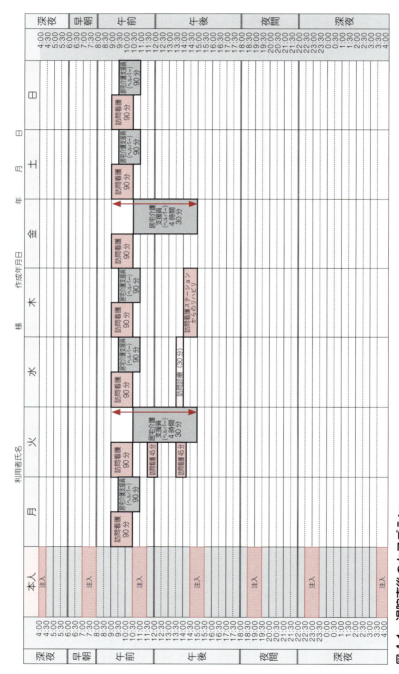

図 4-1 退院直後のケアプラン
←→母親の昼接時間がここで確保できる

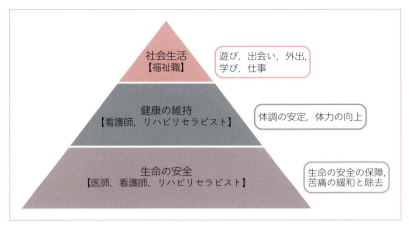

図 4-2 子どもの生活を支える要素
(前田浩利:地域で支えるみんなで支える実践!!小児在宅医療ナビ. p.18, 南山堂, 2013. より)

せにはなれない．生命の安全に加え，体調が安定し，健康が維持され，成長を果たしていくことが重要である．毎日入浴し，清潔を保持し，感覚の過敏が取れ，健康になり，成長の土台を作る．そして，体調の安定と健康を土台に，さまざまな出会いや体験を通して情緒や身体機能を発達させていく．ここは，看護師，リハビリセラピストのメインフィールドである．そして，お出かけ，適切な時期に親子の分離も体験し，さまざまなことを学び，あるいは学校も体験する．そして，可能なら仕事もして，社会参加，社会貢献を果たしてゆく．ここは福祉職のメインフィールドである．このように生命の安全，健康の維持の土台の上に社会生活があって，はじめて子どもたちと家族は幸せになるのである．そのためには，訪問診療・訪問看護（医療），生活を支える福祉（介護）の両方が必要である．さらに，デイサービス（小児では通園，通所），ショートステイも重要である．しかし，現状では，社会資源の不足とともに，医療と福祉（介護）を結びつけ，必要とする子どもに適切な支援をコーディネートする仕組みそのものが欠落している．さらに，医療の進歩によって，小児在宅医療の対象となる子どもたちの病態像も変わり続け，複雑化している．このような小児在宅医療の現状に対応するためには，現状に見合った社会制度の再構築，小児在宅医療を担う人材育成を早急に進めていく必要がある．

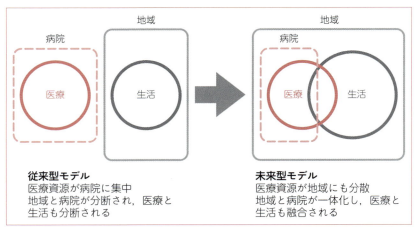

図 4-3　地域における医療と生活の関係の変化
医療資源と看取りを病院に集中させた時代の終焉

F　小児在宅医療が生み出す病院と地域の新たな関係

　病院はそもそも，日常生活から離れ，病気の治療に専念するための場所である．そこでは，生活はなく，病気の治療が最優先される．病院への医療資源と治療，療養，看取りの集中によって，わが国では医療と生活が分断され，医療は病院の中でのみ在ることが極めて自然なことになり，医療と生活はほぼ完全に分断された．

　しかし，在宅医療の推進によって，医療と生活，病院と地域の関係性は変わろうとしている．図 4-3 に示すように医療資源が病院に集中し，地域と病院が分断され，医療と生活も分断された時代から，医療資源が地域にも分散し，地域と病院が一体化し，医療と生活も融合される時代へと病院と地域，医療と生活のあり方そのものが変わろうとしている．これは医療のパラダイムシフトとも言える変化である．このような変化は，病院と地域の連携がより必要とされる小児在宅医療の中で進む可能性が高い．いや，このような医療と生活，病院と地域の関係のパラダイムシフトが起きなければ小児在宅医療は社会に広がっていかないとも言える．すなわち，小児在宅医療を推進することによって，パラダイムシフトが起きる．ここに，小児在宅医療推進の意義があると考える．

〔前田　浩利〕

5 重症児特有の病態に対処する ①てんかん

重症心身障害児者にてんかんはどれくらいみられるのでしょうか．重症心身障害児者病棟に入院している方のうち30〜70％にてんかんの合併があります．また，このうち30〜60％が難治性（各種抗てんかん薬治療でも十分な効果が得られない）とされています．抗てんかん薬が多剤併用になると副作用として眠気が強くなり日中活動が阻害されてしまうことがあります．QOLを保てるように配慮し，生活に影響のない範囲で発作とうまく付き合っていけるように支援したいと思います．

A 重症児のてんかんの特徴

てんかんはその原因から，特発性と症候性に分類される．特発性てんかんは，頭部MRIや染色体検査などで異常がなく原因不明とされるてんかんで，生まれた時からてんかんになりやすい傾向をもっていると考えられている．治療による反応はよく，はじめの1〜2剤でコントロール可能である．

一方，症候性てんかんは，脳に何らかの障害が起き，脳の一部が傷ついたことで起こるてんかんである．たとえば，新生児仮死，脳炎，髄膜炎，脳出血，脳梗塞，脳外傷などが原因で脳が障害を受けた場合に起こる．重症児のてんかんのほとんどは，この症候性てんかんに分類される．最近の研究では，イオンチャネル遺伝子異常によるてんかんがいくつか報告されているが，その頻度は5％未満と考えられている．てんかんの多くは遺伝したり，ましてや伝染したりするものではないことを，周囲にも正しく伝える配慮が必要である．

B てんかんは脳が発達する小児期の疾患

てんかんの発病率は，10万人当たり発展途上国では61〜124人，先

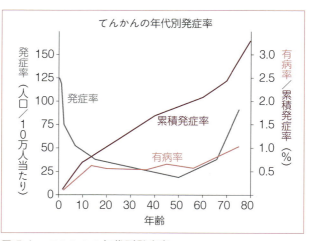

図 5-1 てんかんの年代別発症率
(Anderson VE, Hauser WA, Rich SS : Genetic heterogeneity in the epilepsies. Adv Neurol. 1986 ; 44 : 59. より)

進国では 41 〜 50 人とされている．有病率はおよそ 0.5 〜 1％で，日本では 60 万人程度と考えられる．そのうち，約 50％が 10 歳までに発症する．てんかんは，脳の発達が目覚ましい小児期に生じる疾患であることがわかる（図 5-1）．

重症児と呼ばれる子どもたちも，脳はその子なりのペースで発達する．乳幼児期，就学前後，思春期など，内的環境や外的環境が大きく変化する時にてんかん発作が多くなることをよく経験する．このような時は，抗てんかん薬の種類や投与量の見直しとともに，家族には脳が発達過程にあることを伝え，長期的な見通しをもちながらてんかんと上手に付き合っていけるようにサポートする．

C 脳の中で何が起こっているのだろうか

てんかんの定義は，「発作性に脳の神経細胞の異常な興奮が起こり，その結果，意識・運動・感覚などの突発性，再発性の異常をきたす慢性脳疾患」とされている．てんかん発作の時は，いったい脳の中で何が起こっているのだろうか．発作のメカニズムを図 5-2 に示す．

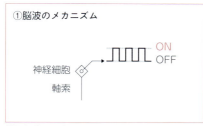
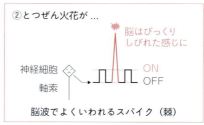

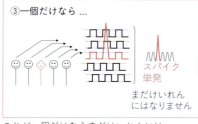
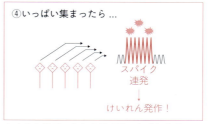

図 5-2　発作のメカニズム

D　てんかんの診断は発作の観察が決め手

　てんかんの診断は，発作症状の詳しい観察が重要で，脳波検査は補助検査として考える．

　観察された発作型や特徴から，てんかん発作型分類やてんかん症候群分類を行う．このような分類が重要視される理由は，抗てんかん薬の選択が，てんかん発作型分類やてんかん症候群分類をもとに，経験的，科学的に推奨されている薬剤の中から決定されるためである．たとえば，全般発作にはバルプロ酸（デパケン®），部分発作にはカルバマゼピン（テグレトール®），若年性ミオクローヌスてんかんにはレベチラセタム（イーケプラ®）が第一選択薬になる．

　てんかん発作型分類（表5-1）は，脳の全般から生じるか，部分から生じるかによって，全般発作と部分発作に分けられる．部分発作は，脳のどこの部位から生じるかによって症状が決まっている．たとえば上肢の運動野なら腕がガクガクする発作，視覚野ならピカピカ光って見える発作など

表 5-1　てんかん発作型分類

		発作症状	
		部分発作	全般発作
原因	特発性（原因不明）	特発性局在関連性	特発性全般
	症候性	症候性局在関連性	症候性全般

表 5-2　てんかん症候群分類

		発作症状	
		部分発作	全般発作
原因	特発性	中心・側頭部に棘波をもつ良性小児てんかん パナイトポウルス（後頭部に突発波をもつ小児てんかん）	小児欠神てんかん 若年性ミオクロニーてんかん 覚醒時大発作てんかん
	症候性	側頭葉てんかん 前頭葉てんかん 後頭葉てんかん	ウエスト症候群（点頭てんかん） レンノックス・ガストー症候群

である．意識障害がないものを単純部分発作，意識障害を伴うものを複雑部分発作と分ける．また，発作が拡大して意識障害や全身けいれんに発展するものは二次性全般発作と呼ばれる．

てんかん症候群分類（表 5-2）は，発症年齢や発作の特徴などから分類される．

(1) 部分発作

脳の部分から生じる部分発作は，てんかん焦点の場所の症状が出現する（図 5-3, 4）．

　　①前頭葉運動野

運動症状が主な症状で，片側の口角や上肢などがリズミカルにピクンピクンと動く．

　　②前頭葉補足運動野

フェンシングのような姿勢をとり，焦点の反対側の手足を伸展させ，同側の手足を屈曲させる．

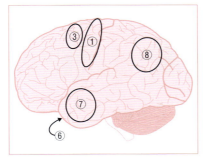
図 5-3 脳の外側面のてんかん焦点

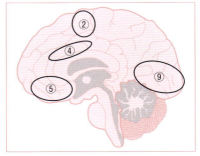
図 5-4 脳の内側面のてんかん焦点

③前頭葉背外側皮質
頭部，眼球や体全体が右（左）方向へ回旋するようにねじれる（向反発作）．

④前頭葉帯状回
前兆として胃部不快感やデジャヴ（以前見たことがあるような錯覚）のあと，動作がピタッと停止し一点を凝視する．声をかけても反応がなく，30 秒から 2 分くらい続く．口をクチュクチュさせたり手をもぞもぞ動かす自動症に移行し，発作が終わるとぐったりする．

⑤前頭葉内側面
自転車のペダルをこぐように脚全体をグルグル回す激しい発作．10〜20 秒程度続き，終わるとすぐに意識を回復する．

⑥側頭葉内側
記憶や情動に関係する海馬や扁桃体から発作が始まるため，発作が来ると感じる前兆（恐怖やなつかしさなど）がある．その後自動症，フェンシング姿勢を示すけいれんが生じる．

⑦側頭葉外側
聴覚前兆として音や人の話し声が聞こえるもの，嗅覚前兆として生ごみの臭いがするもの，味覚前兆として苦い・塩辛いなどの味を感じるものがある．

⑧頭頂葉
体性感覚野の症状として，しびれや痛み，寒くないのに寒いと感じる．その後方の連合野（いろいろな感覚を統合する）の症状として，急に目の前のものが大きく見えたり，自分を天井から眺めているような感覚を覚え

ることがある.

⑨後頭葉
視覚野の症状として，視野が狭くなったり，見えなくなったりする視野欠損，白い点が光ったりカラフルな光が見えたりする視覚的幻覚がある.

(2) 全般発作
脳の全体から生じる全般発作には，以下のようなものがある.

〈強直発作〉
数秒から1分程度の持続性の筋収縮で，体を固くしたり突っ張ったりする．引き倒されるようになるので，外傷に注意.

〈強直間代発作〉
意識消失とともに，全身の筋が持続的に収縮し（強直相：10～20秒くらい），次に周期的に筋収縮と弛緩が交代してビクンビクンと起こる（間代相：30～60秒くらい）.

〈ミオクロニー発作〉
一瞬（0.5秒以内）のピクつきが，全身～上体などに生じる.

〈脱力発作〉
急に力が抜けて，上体が屈曲したり，前へ倒れたりするが，強直発作に比べてゆっくりである.

〈欠神発作〉
急に動作が止まり，ボーっとする意識消失発作で，数秒から数十秒続く．突然終わり，もとに戻る.

E てんかんの治療方針

てんかん治療の基本的な考え方は，抗てんかん薬，外科的手術療法，日常生活管理，自然治癒力である．これらを詳しく説明する.

(1) 抗てんかん薬治療のコツ
抗てんかん薬は日本で発売されているもので約20種類以上ある．抗てんかん薬が作用する部位は神経と神経のすき間で，情報を伝達する神経伝達物質の調節を行う．その作用を大まかに分類すると，神経伝達物質のうち興奮性のものを抑制する薬剤（カルバマゼピン，ゾニサミドなど）と，抑制性のものを増強する薬剤（フェノバルビタール，バルプロ酸など）が

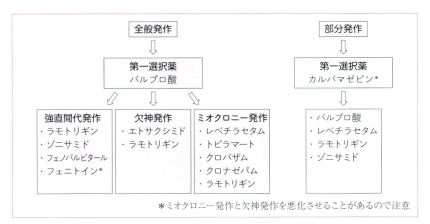

図 5-5　抗てんかん薬の選択

ある．

　発作の型から判断して，効果のある薬を選択する（図 5-5）．

　抗てんかん薬治療のポイントは，①単剤投与が基本，②有効血中濃度に達するまで，副作用に注意しながらしっかり増量，③できるだけ多剤投与は控え 2 ～ 3 剤までに収め，新しく始める時は既存の薬を 1 つ中止する，である．その理由は，多剤併用は副作用が出やすいこと，飲み合わせで効果が上がりにくいことがある．そして，どれが効いているかわからなくなってしまうからである．

　代謝の速さによって用法を分 1 から分 3 まで選ぶ．眠気の副作用防止に，1 か月くらいかけてゆっくり増やすこと，また，日中は少なく眠前に多く服用する不均等投与を行うことがある．

　表 5-3 に，それぞれの抗てんかん薬の増やし方，用法，有効血中濃度，最高到達時間と半減期，主な副作用を挙げた．多剤併用となる時は，それぞれの作用機序（表 5-4）から有効と思われる作用機序の薬剤を重ねたり，効果がない時はまったく新しい機序の薬を試したり，組み合わせの指標に用いる．

（2）外科的手術の適応

　最近では，てんかんの焦点を外科的に切除する手術や，てんかんの広がりを止めるような脳梁離断術などが行われるようになった．よい適応になるのは，内側側頭葉てんかん，器質病変が検出された部分てんかん，器質

病変を認めない部分てんかん，片側半球の広範な病変による部分てんかん，失立発作をもつ難治てんかんである．しかし，外科的なアプローチを行った部分は再生できないので，その適応には，①てんかんの焦点が脳の一部に限られていること，②薬剤療法をどのように工夫しても発作が止まらず，生活が大きく障害されてしまっていること，③手術によって後遺症を残す心配がない部分であることなど，厳密な条件がある．

重症児では，半側大脳肥大による乳児難治性てんかんで行われる半側切除術や，脱力発作，失立発作，レノックス・ガストー症候群や両側の前頭葉てんかんに対して，脳梁離断術を行うことが検討される．

(3) 日常生活の注意点

日常生活で気をつけたいことは，過度の疲れ，寝不足，緊張を続けないことである．筆者は患者や家族に対して，発作が起きる様子を「水の入ったコップ」で説明している（図 5-6）．疲れ，寝不足，緊張といったストレスがコップを傾けていく．これらのストレスが大きくなるとコップの傾きが大きくなり，水はこぼれてしまう．これがけいれん発作である．毎日飲んでいる抗てんかん薬は，少々のストレスがあってもコップの水がこぼれないようにつっかえ棒の役割を果たしている．

発作を出るにまかせて放っておくと発作で脳が働けなくなり日常生活ができなくなる．抗てんかん薬による治療と日常生活管理は同じくらい大切である．

(4) てんかん治癒の原動力

一方，てんかんの患者の中には，薬が同じでも成長とともに次第に発作を起こさなくなることがよくある．脳には，発作を起こしにくくする自然治癒力があるものと思われる．学校で友達との時間や先生との活動から楽しむことを覚え，毎日通える自分の居場所を見つけ社会性が育って，毎日のリズムができてくるとまわりの神経細胞が活発になって，てんかんを起こしやすい細胞を守り次第に治してくれる（図 5-7）．一人ひとりの発作時の対応（姿勢管理，坐薬挿入や救急搬送のタイミングなど）を担当医師からしっかり示してもらえば，発作をむやみに恐れる必要はなくなる．子どもたちはいろいろな体験ができ，たくさんの人と関わることができる．そうすることでコップの水は次第に減っていき，発作は起こりにくくなる（図 5-8）．

表5-3 抗てんかん薬の投与法

一般名（商品名）	略号	作用機序*	開始量/日（成人量）	増量幅（成人量）	維持量/日（成人量）	用法	有効血中濃度	最高到達時間（時間）/半減期（時間）	副作用など
フェノバルビタール（フェノバール）	PB	B G A	2-4mg/kg（30-90mg）	1-2mg/kg/2週（30mg/月）	2.5mg/kg（30-200mg）	分1～2	10-30μg/mL(-50)	2-4 / 63-69	眠気、薬疹
バルプロ酸ナトリウム（デパケン・セレニカ）	VPA	D C B	10-15mg/kg（400mg）	5-10mg/kg/週（100-200mg/週）	10-30mg/kg（400-1,200mg）	分2～3	50-100μg/mL	2-4(徐放剤3-8) / 6-15(徐放剤10-16)	Fanconi症候群、食欲増進、カルニチン補充
エトサクシミド（エピレオプチマル）	ESM	C	10-15mg/kg（250mg）	5-10mg/kg/週（250mg/週）	10-30mg/kg（450-1,000mg）	分2～3	40-100μg/mL	1-4 / 30-40	眠気、薬疹
カルバマゼピン（テグレトール）	CBZ	A	5mg/kg（100-200mg）	5mg/kg/週（100-200mg/週）	10-20mg/kg（400-600mg）	分2～3	4-12μg/mL	3-6 / 8-20	
フェニトイン（アレビアチン）	PHT	A G	2-4mg/kg（100-200mg）	1-2mg/kg/2週（50-100mg/2週）	5-8mg/kg（200-300mg）	分2	10-20μg/mL	3-6 / 2-30	薬疹、多毛、歯肉増生
ゾニサミド（エクセグラン）	ZNS	A C E	2mg/kg（100mg）	2mg/kg/週（100mg/週）	8mg/kg（200-400mg）	分1～2	10-30μg/mL	1-3 / 16-36	尿路結石、発汗減少、薬疹、精神症状、骨密度低下
クロナゼパム（リボトリール）	CZP	B A	0.01-0.03mg/kg（0.5-1mg）	0.02mg/kg/2週（0.5mg/2週）	0.05-0.1mg/kg（2-6mg）	分1～3	0.02-0.07μg/mL	1-4 / 22-33	気道分泌物増加
ニトラゼパム（ネルボン）	NZP	B A	0.1mg/kg		0.2-0.5mg/kg（5-10mg）	分1～3	0.02-0.1μg/mL	2 / ND	気道分泌物増加
ジアゼパム（セルシン・ダイアップ）	DZP	B A	0.3mg/kg		0.5-1mg/kg（10-15mg）	分1～3	ND	ND	気道分泌物増加
クロバザム（マイスタン）	CLB	B A	0.2mg/kg（10mg）	0.2mg/kg（5mg/2週）	0.2-1mg/kg（10-30mg）	分1～3	ND	1-2 / 20-38	
ロラゼプ酸エチル（メイラックス）	LOF	B A	0.015mg/kg		0.05mg/kg（2-4mg）	分1～3	ND	1 / 122	30日処方
アセタゾラミド（ダイアモックス）	AZM	E	5mg/kg	3-5mg/kg 125-250mg	10-20mg/kg（250-750mg）	分2	10-14μg/mL	2-4 / 10-12	
臭化カリウム	KBr	F B	40mg/kg	20mg/kg/週	50-80mg/kg（500-1,000mg）	分1～3	80-120mg/dL	ND	骨密度低下、食欲増進
ガバペン（ガバペン）	GBP	B G	10mg/kg（300-600mg）	10mg/kg/週（300-600mg/週）	30-40mg/kg（1,200-2,400mg）	分3	2-20μg/mL	2-3 / 5-7	
トピラマート（トピナ）	TPM	ABDEG	1-3mg/kg（50mg）	1-3mg/kg/2週（50mg/週）	5-9mg/kg（100-400mg）	分2～3	5-20μg/mL	1-4 / 6-15	尿路結石、発汗減少、精神症状、食欲減退
ラモトリギン（ラミクタール）	LTG	A D	VPA/他下記抗てんかん薬以外併用時 0.15mg/kg（25mg隔日/2週→毎日/1-2週）	0.15-0.3mg/kg/1-2週（25-50mg/1-2週）	1-3mg/kg（100-200mg）	分1～2	2.5-15μg/mL	1-3 / 45-60	発疹、不眠、興奮抗うつ作用
			CBZ/PB/PHT併用時 0.6mg/kg（50mg）	0.6-1.2mg/kg/1-2週（50-100mg/1-2週）	5-15mg/kg（200-400mg）	分2	ND	1-3 / 60	
レベチラセタム（イーケプラ）	LEV	H	5-10mg/kg	5-10mg/kg/2週（250-500mg/2週）	20-60mg/kg（1,000-3,000mg）	分2～3	12-46μg/mL	2-3 / 6-8	眠気、興奮などの行動異常

*表5-4参照

表 5-4 抗てんかん薬の作用機序

	抗てんかん薬の作用機序
A	電位依存性 Na^+ －ch. 阻害
B	GABA濃度上昇，GABA機能増強
C	Ca^{2+} －ch.（T電位型）流入阻害
D	グルタミン酸－受容体拮抗
E	炭酸脱水素酵素阻害
F	BZP－R結合促進
G	Ca^{2+} －ch.（HVA型）阻害
H	シナプス小胞蛋白結合

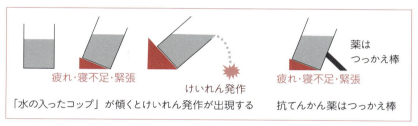

図 5-6 発作とストレスの関係と抗てんかん薬の役割

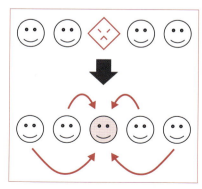

図 5-7 自己治癒力は豊かな生活から

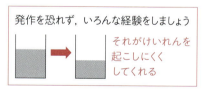

図 5-8 いろんな経験が発作を起こしにくくする

F 発作時の対応

　発作をみた時は，以下の4つに注意する．①転倒による外傷，②嘔吐物による窒息，③気道閉塞による低酸素症，④けいれん重積による脳損傷である．発作の時の対応は，①転倒事故を予防するために「寝かせる」，②嘔吐物が流れ出るように「顔を横に向ける」，③「気道確保」，④重積（長時間，たとえば30分以上けいれんが続くもの）状態になる前に指示に従って坐薬を入れたり，医療機関への搬送をお願いしたい．発作時に，口の中に指やスプーンを入れると，けがをしたり嘔吐を誘発したりするなど危険である．お風呂で発作があった時は，湯船から出すのが大変なら栓を抜く．プールでは，顔だけ水面上に出すようにして，発作が終わってから引き上げる．

　発作の型や持続時間は，一人ひとり違っているが，個人ではたいてい1～2通りのパターンに限られている．いつもの発作の型と持続時間を確認し，坐薬挿入や救急搬送のタイミングを担当医と相談して，関わる医療職・教育職・福祉職と共有することが大切である．

　てんかん外来では，発作の様子を観察して教えていただくことで，今後の治療方針が立てやすくなる．その観察項目は，目や手足の様子（特に左右差），呼吸の様子（チアノーゼの有無），意識の有無（呼びかけ・刺激への反応），持続時間のチェックをお願いしたい．

G よくある質問

　①　お薬を飲み忘れてしまいました

　血中濃度はすぐには低下しないので，あわてなくて大丈夫です．1日分のお薬の量を1日のうちに服用できれば安心です．また，次の内服時刻がすぐなら，1回飛ばしても構いません．

　②　服用後，すぐに嘔吐してしまいました

　目安として20分以内なら，落ち着いてからもう1回分を追加内服下さい．それ以上時間が経っていたら，そのままで大丈夫です．

　③　抗てんかん薬と相性のよくない食べ物や薬はありますか

　グレープフルーツ，はっさく，バンペイユ，ザボンは小腸内でのカルバ

マゼピンの代謝を阻害し，血中濃度が上昇してしまうため，摂取を控えてください．みかん，オレンジ，デコポンは大丈夫です．

バルプロ酸は，カルベニン系抗菌薬の投与で血中濃度が低下します．

④　医療費助成はありますか

自立支援医療（精神通院医療）により，医療機関での窓口負担は 1 割になります．医師に診断書を書いてもらい，市区町村の障害福祉担当課へ提出してください．

⑤　ゲームは悪い影響がありますか

ゲームなどで長時間にわたって集中や緊張をした後に，その緊張が解けると発作が起こりやすくなることがあります．また，縞模様，チラチラする光，赤色の刺激などで発作が誘発される「光過敏性てんかん」による発作が約 4％の人に見られます．もし，これまでに視覚刺激で発作を起こしたことがあれば，ゲームは望ましくありません．もしゲームが止められない場合は，12 インチ以下の小さな画面で 2 m 以上離れ，部屋を明るくし，長時間のプレイは避けるようにしましょう．

〔田中　総一郎〕

6 重症児特有の病態に対処する ②呼吸障害と気道病変

重症児と呼ばれる子どもたちの中に，気道の軟化や閉塞による呼吸障害でいつもゼロゼロしている子どもをみかけることがあります．かわいい盛りでまわりの大人にたくさん構ってもらったり，同じ年ごろの友だちと笑ったりして過ごすはずなのに，努力性呼吸のために遊んでもらっても笑顔になれない，周囲の環境を読み取る余裕もない，たいへんなカロリーを消費するためになかなか体重が増えない，陥没呼吸から胸郭の変形が進んでしまうなどの二次障害が出現してしまいます．
ここでは，重症児の呼吸障害の見分け方とそのアプローチ法を解説します．

A 喘鳴の原因の見分け方

喘鳴は原因ごとに対処方も異なる．したがって，普段から喘鳴があり苦しそうな場合は，原因を見極めるために，その喘鳴が吸気時に強いのか呼気時に強いのか，睡眠時に強いのか覚醒時に強いのかを観察する（表6-1）．

B 睡眠時に強い吸気性喘鳴：上気道閉塞性呼吸障害

(1) 病　態

上気道の狭窄が原因である．上気道の狭窄を引き起こす原因には，筋緊張が強く頭部がのけぞり下あごが後方へ引き込まれてしまう，睡眠で緊張がなくなると下あごが後ろへ落ちて舌根が沈む，もともと下あごが小さい

表6-1　喘鳴の原因の見分け方

	吸気性喘鳴	呼気性喘鳴	往　復
覚醒時に強い	喉頭軟化症	気管軟化症	痰や分泌物
睡眠時に強い	上気道閉塞性	気管支喘息	

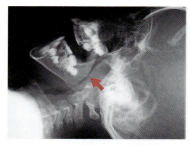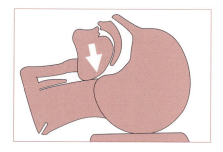

図 6-1　舌根沈下による気道閉塞
(北住映二,杉本健郎:新版 医療的ケア研修テキスト―重症児者の教育・福祉・社会的生活の援助のために.クリエイツかもがわ,2012.より)

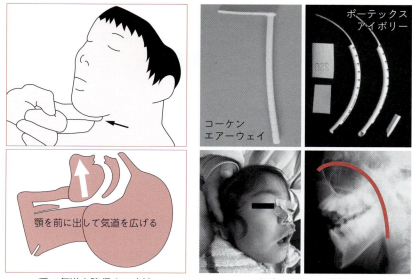

手で気道を確保する方法　　　経鼻エアウェイ挿入

図 6-2　上気道閉塞への対処法
(北住映二,杉本健郎:新版 医療的ケア研修テキスト―重症児者の教育・福祉・社会的生活の援助のために.クリエイツかもがわ,2012.より)

(ピエール・ロバン症候群などの小顎症),舌が大きい(ダウン症候群)などが考えられる.吸気時は舌根も引き込まれて気道が一層狭窄し,ゼーゼーという音が聞かれたり,呼吸が止まったりする.睡眠が妨げられるため,重症例では昼間の眠気もみられる(図6-1).

(2) 対処方法

①下あごを前方へ持ち上げるいわゆる気道確保，②経鼻エアウェイの挿入，③陽圧換気療法（BIPAP，CPAP），④横向き・うつぶせにして寝かせる，などがある．経鼻エアウェイは，気管内挿管チューブアイボリー（Portex®）や経鼻エアウェイ内径 3.5 〜 4.5 mm（高研）が，柔らかいため刺激が少なく使いやすい（図 6-2）．

C 覚醒時に強い吸気性喘鳴：喉頭軟化症

（1）病　態

喉頭軟化症は，一般には新生児にみられる病気で先天性喘鳴の 36％ を占めるといわれ，喉頭とその周囲の組織が軟らかいために生じる．首がすわって組織がしっかりすると軽快して，1 歳までにはよくなるとされているが，寝たきりで首がすわっていない重症児の場合，年長になっても，喉頭軟化症が起こることがある．

喉頭軟化症では喉頭が軟らかいため，吸気時につぶれ，吸気性喘鳴が聞かれる．紙パックのジュースについているストローの先を噛んでぺらぺらにしてしまったものをイメージしていただきたい．勢いよく吸うとストローはつぶれジュースは入ってこないが，静かにストローを吸うとジュースを吸い上げることができる．息の荒い覚醒時に喘鳴が強くなるのはこのためである．呼気時には喉頭が開いているが，吸気時には喉頭蓋が倒れこんで喉頭を閉塞する（図 6-3）．喉頭軟化症には図 6-4 のようにいろいろなタイプがある．

なお，喉頭軟化症では 70％ に胃食道逆流症の合併があるとされている．努力性呼吸により胸腔内圧がマイナスになり，胃内から胃液の逆流が起こり，胃食道逆流症が誘発されるためである．その場合，胃液は食道へ逆流した後，すぐに胃に戻らず喉頭にも残るため，常に喉頭は刺激の強い胃酸にさらされることになる．そのため，喉頭粘膜には炎症と浮腫が恒常的に生じ，喉頭の組織は変性して一層軟化する．呼吸障害から胃食道逆流症を併発し，胃液が喉頭から気管内へ誤嚥されると，より呼吸障害が強くなる（図 6-5）．このような悪循環が起こらないように対応を考える必要がある．

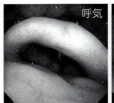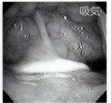

図 6-3　喉頭軟化症

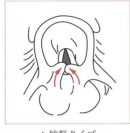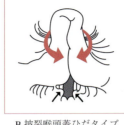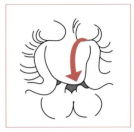

A 披裂タイプ　　　　B 披裂喉頭蓋ひだタイプ　　　　C 喉頭蓋タイプ

図 6-4　喉頭軟化症の型

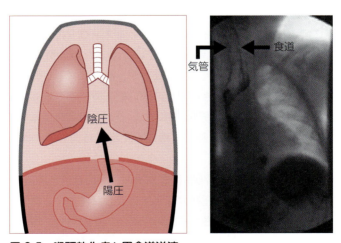

図 6-5　喉頭軟化症と胃食道逆流

(2) 対処方法

①あやしたり寝かしつけたりすることで，静かに息を吸えるようにし，気道狭窄を防ぐ．②頸部が前方へ固定されることで喉頭周囲の組織がひっぱられ喉頭が広がるため，うつぶせや前傾座位といった姿勢をとらせる（反

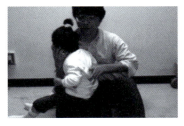
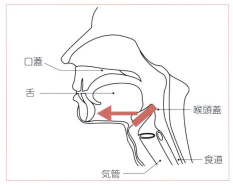

図 6-6 喉頭軟化症への対処法

対にあおむけとリクライニング姿勢では呼吸は悪化する）（図 6-6）．③それでも軽快しない時はマスクによる陽圧換気療法 noninvasive positive pressure ventilation（NPPV）や気管切開を考える．

D 覚醒時に強い呼気性喘鳴：気管軟化症

(1) 病 態

呼気時に気管が狭窄・虚脱するために，呼気性喘鳴と呼気延長を主体とする呼吸困難が生じる．初発症状は急性窒息症状が多く，突発的なチアノーゼ発作や呼吸困難が 50％，呼吸停止 17％，突然死 6％ とされている．努力して息を吐こうとすると胸腔内圧が上昇し，気管に軟化している部分があると，そこだけ圧力に押されて狭窄・虚脱する（図 6-7）．

呼気時には，声帯や喉頭の適度な抵抗により気管の中は陽圧になり，息を吐き終わった時も 4 cmH$_2$O くらいの陽圧がかかっている．これを生理的 PEEP（呼気終末陽圧：positive end expiratory pressure）というが，このおかげで気管や肺胞はしぼまずにすむ．ところが，気管切開を受けると呼気の気管内圧は 0 になり，この生理的 PEEP がかからなくなる．普段から努力性呼気の呼吸をしていた方が気管切開を受けた後に気管軟化症を発症することがあるのは，このようなメカニズムによる（図 6-8）．

(2) 対処方法

①気管の狭窄は，息が荒くなって胸腔内圧が上昇することにより生じる．

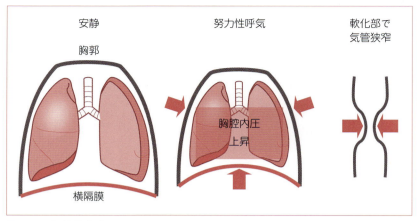

図 6-7　気管軟化症

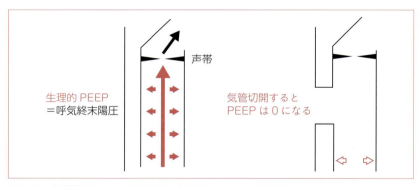

図 6-8　気管切開すると呼気時に気管内にかかる陽圧がなくなる

このため，まずは呼吸をゆったりと楽に安静に保てるようにあやしたり，鎮静をする．②高 PEEP 療法や CPAP（持続陽圧呼吸 continuous positive airway pressure）療法により，呼気時の気管内圧を保つ．高 PEEP 療法とは人工呼吸器の PEEP を 8〜12 cmH$_2$O くらいに設定する方法で，CPAP 療法とは，呼気時，吸気時にかかわらず人工呼吸器で一定の空気圧をかけ続ける治療である．③気管カニューレを狭窄部まで長く挿入することで気道を確保する．普段から，気管カニューレのパイプ部の長さを変えることができる調節型気管カニューレを装着しておき，呼吸困難時には一番パイプ部が長くなるようにして先端を進める（図 6-9）．④急に息が

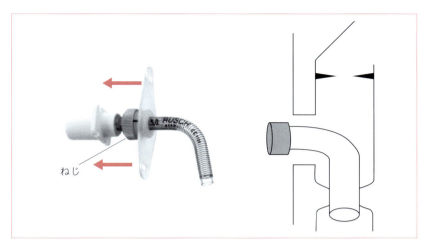

図 6-9　カニューレによる気道確保
調節型カニューレのねじを緩め，つばの部分をコネクター側へ移動させることでパイプ部を延長できる．

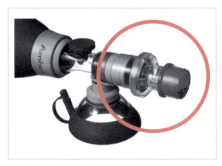

図 6-10　蘇生バッグに PEEP 弁を取り付ける方法
蘇生バッグ購入時に，PEEP 弁を装着できるタイプのものかを確認しておく

　苦しくなった時には，蘇生バッグ（アンビューバッグ®）に PEEP 弁を取り付けて換気を行うと高い PEEP を保つことができ，気管が広がる．PEEP 弁は手動で 0 〜 20 cmH$_2$O まで圧を変えることができる（図6-10）．家庭での対応には使いやすく，救急車などで病院へ到着するまでの間，気管狭窄を軽減して呼吸を助けてくれる．

E 睡眠時に強い呼気性喘鳴：気管支喘息

　睡眠時に強い呼気性喘鳴は，一般的によく知られている気管支喘息である．喘息発作の多くは夜から明け方にかけて起こる．このほかに，胃食道逆流症によって気管内へ流入した胃液の刺激により，気管支喘息様の症状が出ることがある．

〔田中　総一郎〕

7 重症児特有の病態に対処する
③筋緊張亢進，側彎・胸郭変形

成人期以降発症の中枢神経系障害では，筋緊張亢進から側彎や胸郭変形を来たす方は多くないので，90度近い側彎の重症児を見て驚かれるのではないかと思います．特に思春期にかけて身体の変形が進行してしまうことがあります．ここでは，筋緊張亢進への対応と，二次的に生じる側彎や胸郭などの変形や関節脱臼などについて解説します．

A 低酸素性虚血性脳症

新生児仮死による低酸素性虚血性脳症には次の3つの形がある．① 40週近くの満期産で生まれ，軽度・中等度の低酸素・虚血が60分以上にわたるような中度仮死（部分仮死）では，大脳皮質と白質がダメージを受ける（図7-1）．大脳皮質と錐体路障害から四肢の痙性麻痺，知的障害，てんかんなどを生じる．②満期産で生まれ，10分程度の急性の重度仮死（完全仮死）では，基底核や視床などがダメージを受ける（図7-2）．主に錐体外路障害からアテトーゼなどの不随意運動や固縮が生じるが，知的にはある程度よい方が多い．③ 32週未満の早期産で生まれた子どもに呼吸障害や循環障害が起こると，痙性両麻痺（両下肢に強い麻痺）が生じる（図7-3）．この時期は脳表側からと脳室側からの血流境界域が深部白質にあるため，脳室に最も近い下肢への神経線維が主に障害され，下肢に痙性麻痺が生じる．脳室周囲白質軟化症 periventricular leukomalacia（PVL）と呼ばれる．

B 筋緊張亢進と不随意運動

脳のダメージから生じる筋緊張亢進には痙性と固縮という2つの状態がある．

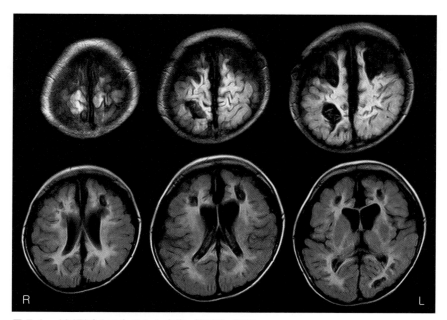

図 7-1　40 週近くで生まれた中度（部分）仮死
皮質と白質がダメージを受け運動麻痺・知的障害・てんかんを生じる

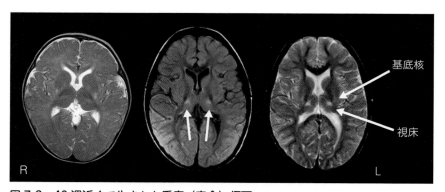

図 7-2　40 週近くで生まれた重度（完全）仮死
基底核と視床がダメージを受ける.
アテトーゼ, 舌の動きが不得意, 知的には良い

　　痙性は, 大脳から筋肉へ向かって命令を出す錐体路と呼ばれる神経経路のダメージから起こる. 関節を勢いよく動かすと, はじめは抵抗が大きく, あるところから急に抵抗がなくなる. 腱反射がとても大きく何度も出るの

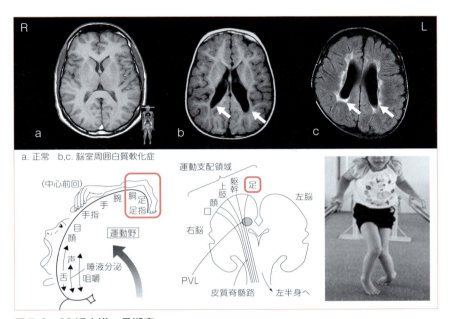

a. 正常 b,c. 脳室周囲白質軟化症

図 7-3 32 週未満の早期産
脳室周囲白質がダメージを受け痙性両麻痺（両足の麻痺）を生じる

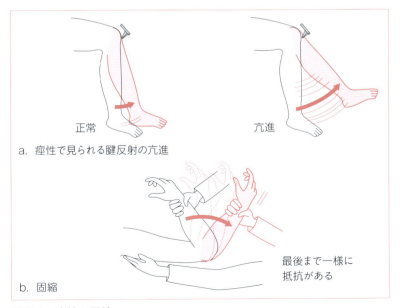

a. 痙性で見られる腱反射の亢進

b. 固縮

図 7-4 痙性と固縮

7. 重症児特有の病態に対処する ③筋緊張亢進，側彎・胸郭変形

が痙性である（図 7-4）．

　固縮は，錐体外路系の障害によって生じる．錐体外路は，全身の筋をバランスよく動かして，運動を円滑にする働きがある．これが障害されるため，関節を動かすとはじめから終わりまで同じ抵抗感があり，鉛管を曲げるような抵抗と呼ばれる（図 7-4）．

　脳性麻痺の分類でよく見られるのは，大脳皮質などの錐体路の障害による痙直型と，大脳基底核などの錐体外路系の障害によるアテトーゼ型である．アテトーゼとは自分の意志に反して運動が出現する不随意運動の一つで，ゆっくりとねじるような運動が特徴である．

　40 週近くで生まれて長時間低酸素・虚血が続いた重度仮死の赤ちゃんでは，大脳皮質と大脳基底核・視床のダメージがあり，痙直とアテトーゼの混合型が見られる．ゆっくりねじるような「ぬわーん」とした動きと，いつもぎゅーっと力が入っている「じょっきーん」とした緊張が混在する．

C 対処方法

　上位運動ニューロンの障害があると筋緊張が亢進し，また，錐体外路障害があると固縮が生じ，体の緊張が強すぎて苦痛が増大する．緊張からカロリー消費が大きく，体重が増えないこともある．

　薬剤治療でよく使われるのは，フェノバルビタール（フェノバール®）とジアゼパム（セルシン®）などの抗てんかん薬と，末梢性筋弛緩薬ダントロレンナトリウム（ダントリウム®），中枢性筋弛緩薬バクロフェン（リオレサール®），塩酸エペリゾン（ミオナール®）などである．

　フェノバルビタールは，一般には体重あたり 4 mg を 1 日 2 回で投与し，血中濃度は 10 〜 30 μg/mL が治療域とされているが，血中濃度 30 〜 60 μg/mL を目指して増量してはじめて筋緊張緩和に対して効果が得られることがある．飲みはじめから効果が現れるまで 2 週間程度を要するので，すぐに効果を得たい時は，最初の 2 日間だけ大量投与（10 mg/kg/ 日）する方法もある．副作用としては眠気が最も多く，ほどよい効果と副作用軽減のために少量頻回投与（1 日 3 〜 6 回）を心がける．ジアゼパムの効果も優れているが，のどの分泌物が増えてゼロゼロしやすい点に注意が必要である．

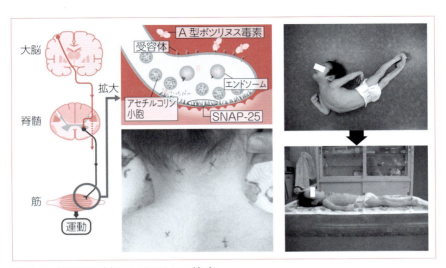

図 7-5 筋緊張に対するボツリヌス治療
ボツリヌス毒素は神経筋接合部へ直接作用する

　最近よく行われる治療の一つがボツリヌス治療（ボトックス®）である．ボツリヌス毒素を筋肉に注射すると神経筋接合部に作用して麻痺が生じる（図 7-5）．痙性の強い筋肉を選んで注射することで緊張を和らげることができる．効果は一時的なため，3～6か月ごとに治療を受ける．

　このほか，バクロフェン持続髄注（抑制性の神経伝達物質であるバクロフェンを脊髄の周囲に直接，持続的に投与することで痙性を和らげる）や，選択的後根切除術（3～10歳の痙性両麻痺を対象に，痙性の原因となる神経反射の経路を脊髄に入る直前で遮断して痙性を軽減する手術）といった方法もあるが，全てで適切なリハビリテーションが基本となる．

D 二次障害としての側彎・胸郭変形

　体の緊張が強すぎることから，自発運動の妨げ，体力の消耗，体の変形（側彎や胸郭の変形），股関節脱臼などの二次障害を引き起こすことがある．また，側彎や胸郭の変形の進行は，呼吸障害と密接な関わりがある．図 7-6 はある子どもの 2～16 歳までの胸部レントゲンである．側彎の進行とともに，肺炎を繰り返すようになり，胃食道逆流症の発症，人工呼吸器

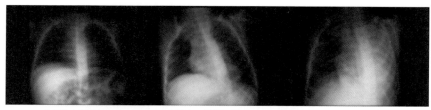

2歳0か月(0度) → 8歳1か月(28度) → 繰り返す肺炎 → 9歳2か月(35度) →

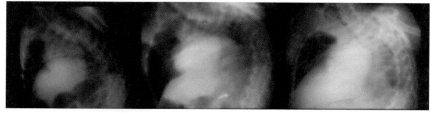

→ 11歳4か月(90度) → 胃食道逆流症 → 14歳3か月(110度) → 人工呼吸器 → 16歳9か月(120度)

図 7-6　胸郭変形・側彎と呼吸障害

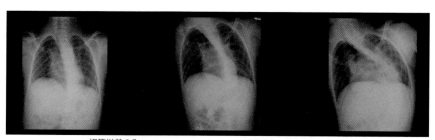

13歳8か月(32度)　経管栄養のみ　→　14歳6か月(44度)　GERD＆ヘルニア　→　15歳3か月(64度) →
　　　　　　　　むせて経口中止　　　　　　　　　　　　ope

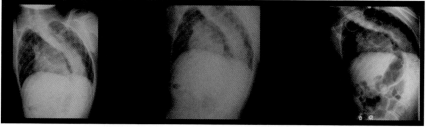

15歳6か月(83度)　誤嚥性肺炎を　→　15歳9か月(88度)　喉頭気管分離術　→　16歳6か月(106度)
　　　　　　　　くりかえす　　　　　　　　　　　　　ope

図 7-7　側彎の進行と嚥下障害 (Corneria de Lange syndrome)

装着が必要になった．図 7-7 の子どもは，13 歳からわずか 3 年のうちに側彎が進行し，脊柱の彎曲の度合いを示す Cobb 角が 32 度から 106 度まで増加してしまった．その進行とともに，嚥下障害，胃食道逆流症と食道裂孔ヘルニアの発症，繰り返す誤嚥性肺炎から喉頭気管分離術を受けるに至っている．

これらの変形の進行と同時に，摂食嚥下障害が進んで経口摂食を止めざるを得なかったり，胃食道逆流症や食道裂孔ヘルニアを発症したりすることもある．特に，頸椎と胸椎に彎曲が生じ，脊骨のラインと肩のラインが直角でなくなった時は，嚥下障害が強くなる傾向がある．首を横へ倒してつばを飲み込んでみると，まっすぐの時に比べて，つばが飲み込みにくいことが感じられると思う．

側彎の治療は，装具療法と手術療法がある．装具療法では胸部から腰部まで包み込むコルセット（図 7-8b）がよく使われるが，おむつ替えや着替えにその都度手間がかかる上，夏は熱がこもってたいへん不快だったが，最近では，3 点固定だけの装具（図 7-8c）も使用されている．

腰部の側彎から骨盤が傾き，股関節脱臼を生じることがある（図 7-9）．脱臼は外れかけの時期が最も痛いといわれる．治療としては，ストレッチ運動，ボトックス療法，筋解離手術などが行われる．

股関節が開きにくくなるとおむつ替えの際に大腿骨に負担がかかり，骨折を生じる危険がある．重症児の骨折の好発部位は大腿骨顆上部（図 7-10）と上腕骨である．

骨折を予防する方法として，骨に負担をかけない介助法を心がける，マッ

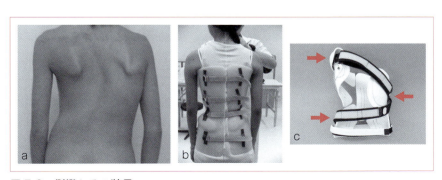

図 7-8　側彎とその装具

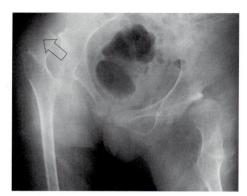

図 7-9 股関節脱臼

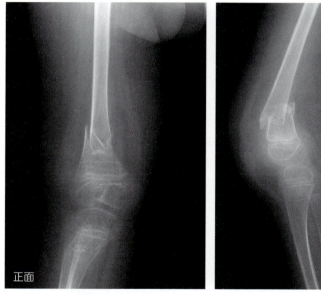
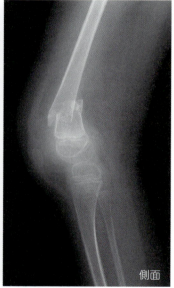

図 7-10 大腿骨顆上部骨折

サージで筋緊張を緩め可動域を拡げる．足を動かせる子は歩行器で地面を蹴って移動することで体重をかけて骨を強くするなどの工夫（図 7-11）ができる．また，薬剤療法として，骨の形成を促進するために活性型ビタミン D（アルファロール®）とカルシウム製剤，骨吸収を抑制するためにビスフォスフォネート製剤（経口薬；ダイドロネル®，ボナロン®，静注薬；

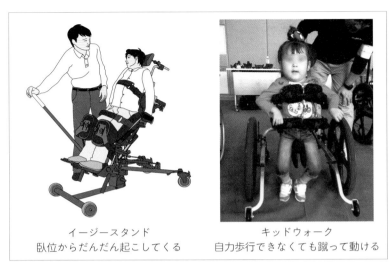

イージースタンド
臥位からだんだん起こしてくる

キッドウォーク
自力歩行できなくても蹴って動ける

図7-11 体重をかけて骨を強くする方法

アレディア®など）の投与を行う．抗てんかん薬の中には，薬物代謝酵素を誘導するものがあり（例：カルバマゼピン®やフェニトイン®など），それらは内因性のホルモンの代謝を促進させ，実際に体内で利用されるビタミンDや性ホルモンの量を減少させてしまう．なかなか簡単に中止できない抗てんかん薬ではあるが，少しでも影響の少ない薬剤への変更を試みる．

〔田中　総一郎〕

8 重症児特有の病態に対処する ④唾液の垂れ込み

嚥下は高齢者でもおなじみの問題ですが，小児の場合，食べられていたのに徐々に機能が落ちていく成人とは異なる視点が必要で，嚥下といっても食べることを巡ってではなく，唾液の処理がポイントとなってきます．ここでは，唾液の垂れ込みへの対処について解説します．

A 症　状

　唾液の垂れ込みは重症児のケアで困ることの1つである．唾液をうまく飲み込めず，気管へ誤嚥してしまい，いつものどがゼロゼロしてしまう．呼吸に合わせて唾液が喉頭や気管を上下して，吸気時にも呼気時にもゼロゼロが聴かれる．気管内の吸引も頻回になり，つきっきりで離れられないこともある．人工呼吸器から離脱できない子どもの中に，吸気の陽圧で気管カニューレ脇の隙間から口腔側へ空気が吹き上がることを利用して唾液の垂れ込みを防いでいるケースがある．

　誤嚥が多いため経管栄養にしているのに，のどがゼロゼロし，特に唾液の分泌が増える注入後に強くなる．体を起こしたり移動させた時に，上気道に溜まっていた唾液が喉頭や気管へ流入してゼロゼロが強くなる．このような場合には，唾液の垂れ込みが心配される．

B 検査方法

　嚥下造影検査のように0.5～1 mLの造影剤を唾液の代わりに口腔内へ注入する．造影剤が気管内へ流入するかどうかをレントゲン透視することによって，唾液の誤嚥を知ることができる．ほかに，ピオクタニンや食紅を口腔内へ少量注入し，気管切開部から色素が吸引されるかどうかで誤嚥を調べることも可能である．

C 対処方法

(1) 喉頭気管分離術

　唾液の垂れ込みによる肺炎を繰り返していたり，酸素が必要になるくらい肺機能の低下が心配される時は，肺寿命を守るため，喉頭気管分離術を提案されることがある．下気道を上下に分離し，気管は皮膚へ縫合し永久気管孔を作り気道を確保する．喉頭は食道へ吻合することで，物理的に誤嚥されたものが気管や肺へ入らない構造になる．

　単純気管切開では，解剖的に口腔―喉頭―気管のつながりは変わらないため，唾液などの誤嚥を防ぐことはできない．単純気管切開術によって嚥下運動が障害され，かえって誤嚥が助長されることもある．また，カフ付カニューレだけで唾液の垂れ込みを防ぐことはできない．

　喉頭気管分離術は確実に唾液の流入を防ぐ手段だが，大きな手術を受ける必要があることと，「声を失う」という悲しみを伴うことを忘れてはいけない（図 8-1）．また，気管切開後，加湿に十分配慮しないと気管の乾燥が進み，気道乾燥による呼吸不全が進行することもある．

(2) 口腔内持続吸引

　口腔内に溜まった唾液を持続的に吸引する方法として，口腔内低圧持続吸引器がある．一般の電動吸引器は持続して使うことはできないが，家族に水槽用エアーポンプを吸引できるように改造していただくか，インターネットから購入することもできる（「口腔内持続吸引器」で検索）．吸引カテーテルはまっすぐのまま，または輪にして 1 mm ほどの小さな孔を外周と内周に 4 ～ 5 個開けて口腔内にフィットするように加工する（図 8-2）．

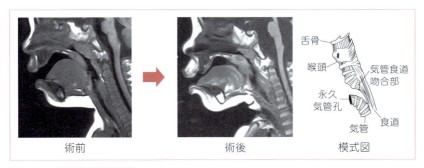

図 8-1　喉頭気管分離術

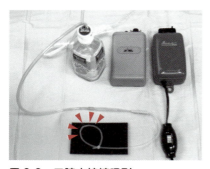

図 8-2　口腔内持続吸引
カテーテルを輪にして表に 5 か所，裏に 4 か所 1 mm ほどの孔を開ける

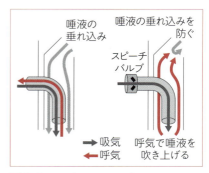

図 8-3　スピーチバルブ

(3) スピーチバルブ

　気管支ファイバーで観察すると，唾液は気管壁とカニューレの隙間を伝って気管へ流れ込んでくる．単純気管切開では，スピーチバルブを併用することで唾液の垂れ込みを防ぐことができる（図 8-3）．

　スピーチバルブは気管切開をしていても発声を得るための補助装置で，気管切開カニューレのコネクタに装着して使用する．内部に一方通行弁が装着されており，吸気は通過できるが，呼気は行き止まりになるため気管カニューレと気管壁の隙間を通って上昇する．本来のスピーチバルブの役割は，このあと喉頭部の声帯を通過する時に発声を得ることだが，唾液の垂れ込みに対しては，スピーチバルブの装着により，呼気は気管カニューレと気管壁の隙間を唾液を吹き上げながら上昇し唾液の流入を防ぐ．

　カフ付のカニューレは，スピーチバルブと併用するとカニューレ脇の空気の流れを閉じてしまうので禁忌である．また，カニューレ脇のスペースが十分にないと息が吐けないので，やや細めのカニューレを選択する．胸部レントゲン写真で気管横径とカニューレのパイプ部の外径を計測して，カニューレサイズを選択する．カニューレ外径は気管径の 60％くらいを目安にする．

(4) スピーチバルブ装着の実際

　実際にスピーチバルブを装着する時は，まず 5 分間から始める．呼吸状態の観察項目は，呼気が口と鼻から出ていること，努力性呼吸でないこと，全体的に疲労していないことをチェックする．次第に時間を延長して，10 分→ 15 分→ 20 分→ 30 分とする．30 分間になったら 1 日 3 回装着

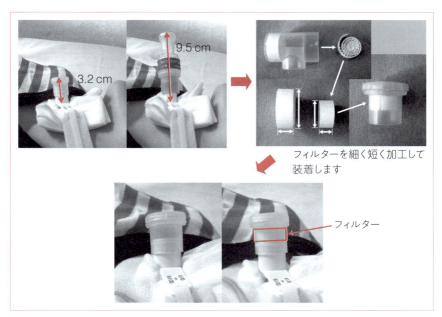

図 8-4　人工鼻のフィルターをスピーチバルブに装着する方法

とし，その後 45 〜 60 分まで延ばして 1 日合計を 3 〜 4 時間とする．

　得られる効果は，唾液の垂れ込みが減り気管内の吸引回数が減少すること，上気道への空気の流れができて鼻口腔が育つこと，声が出せることに自分やまわりが気づきコミュニケーションの土台が形成されることなどが挙げられる．

　気管カニューレと気管壁の隙間が狭い時や，努力性呼気では，スピーチバルブは勢いよく外れて飛ぶ．このような時は気管カニューレのサイズや呼吸状態のチェックを行う．

　気管カニューレのコネクタとスピーチバルブの間に人工鼻を入れると，たいへん長くなり気管カニューレの安定性が悪く，抜けやすくなる．一方，直接接続すると加湿・加温ができなくなり，気道分泌物が固くなりやすい問題がある．

　このような時は，人工鼻に使用されているフィルターを取り出し，合うサイズに加工してスピーチバルブに装着する方法がある（図 8-4）．

〔田中　総一郎〕

9 小児の呼吸管理をマスターする
①気管切開の管理

小児の呼吸管理は，成長発達に伴い外せることもある，家族がカニューレ交換を行う，退院後も病院主治医との連携は欠かせないといった成人と異なる特徴があり，デバイスや設定なども小児固有のものがあります．これらの特徴をふまえ，まずは気管切開の管理について解説します．

わが子が気管切開術を受けるのに，心理的な葛藤がない親はいない．生命をつなぐために承諾するのである．ましてや術後は，気管刺激により数日から数週間は咳や分泌物が増加し，呼吸状態が安定しないこともある．利点ばかりでなく予測される不利益への対処法を伝えることで，家族との協力関係が構築できる．医学的に気管切開の適応であっても，説明する際には配慮が必要である．

気管切開は，第2〜3輪状気管軟骨で実施されることが多い．第1輪

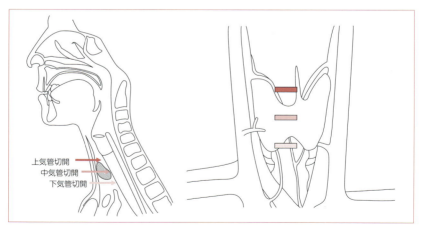

図9-1 気管切開アプローチ
上気管切開：甲状腺峡部の上，中気管切開：甲状腺峡部を貫く，下気管切開：甲状腺峡部の下
(日本小児神経学会社会活動委員会北住映二・杉本健郎編：医療的ケア研修テキスト p.90-93，クリエイツかもがわ，2012.より改変)

状気管軟骨の損傷は肉芽形成が起こりやすく，第5気管軟骨以下では気管-腕頭動脈瘻のような合併症の危険性が増す．しかし，乳幼児では座位で下顎が気管切開カニューレに当たってしまうことがある．そこで，座位を想定したアプローチが必要である（図9-1）．

気管カニューレの材質によっては，組織反応が強くあらわれたり，圧迫により気道粘膜の障害を起こすことがある．多量の気道分泌物の貯留は，気管やカニューレの閉塞により，換気障害・低酸素血症を起こす．この状態が続くと，無気肺・肺炎を併発する．分泌物は気道の乾燥によって固くなり喀出困難となる．特に，細いカニューレや咳嗽反射の低下している神経筋疾患，意識レベルの低下した患児に起こりやすい．

A 適応「目的」と種類

気管切開の目的は，死腔軽減，誤嚥防止，気道の確保である（表9-1）．しかし，意識障害や喉頭機能低下で唾液の気管内への流入が多く肺炎を繰り返す例では，喉頭気管分離術の適応となる．気管切開カニューレは，いろいろな種類がある（図9-2）．

B 気管切開管理

気管切開後1か月以内のカニューレ交換は，最も事故が多い．交換に手間取ると短時間で気管切開孔は閉じてしまうことがある．術直後の交換

表9-1　気管切開の適応

長期人工換気	慢性呼吸不全 中枢神経疾患 神経筋疾患
気道閉塞	喉頭気管狭窄（先天性・後天性） 鼻咽頭閉塞 気管軟化症 喉頭気管食道裂
頻回吸引	咽頭喉頭協調障害（誤嚥） 喉頭気管食道喉頭気管瘻 喉頭気管瘻

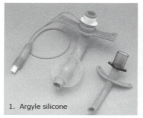
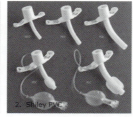
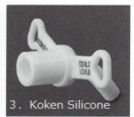
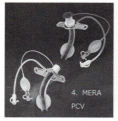
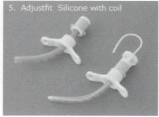
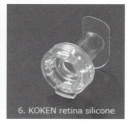

図 9-2　カニューレの種類

では，気管鉤を準備しているとあわてずに交換できる．気道のトラブルは，生命をおびやかす重大な事故へ直結する．従って，準備が全てにおいて優先する．私たちは気管切開1か月以内の交換は，気管切開した施設で行うことにしている[1]．

　乳幼児ではカニューレが細いので，下気道感染では分泌物による閉塞が起きやすい．在宅では緊急対応が難しいので，成人よりこまめに交換する必要がある．交換の際に，カニューレ内腔の確認を行って分泌物による狭窄の程度を評価する．これにより交換の間隔が調節できる．通常は，1〜4週ごとの交換となる．

　在宅では，消毒薬は気道粘膜の組織障害や肉芽の刺激となるので，院内感染対策と違い使用されないことが多い．気管切開孔周囲は，水道水などで清拭されることが多い．

C　気管切開の合併症とその予防

気管切開の合併症は，大きく以下の4つが挙げられる[2]．
脱落，閉塞，肉芽，気管-腕頭動脈瘻（図9-3）

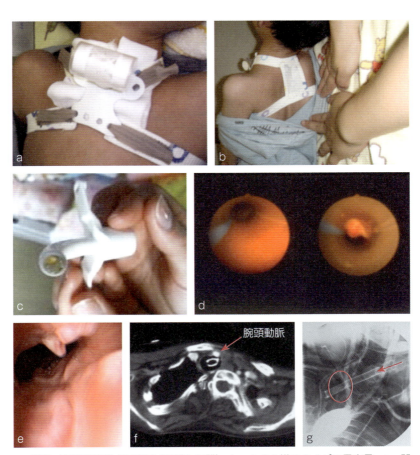

a. 脱落（気管切開後 48 時間は再挿入困難）　b. たすき掛けタイプの固定具　c. 閉塞　d. 気管肉芽　e～g. 気管-腕頭動脈瘻（e. 気管後壁・前壁の肉芽，f. 胸郭変形により気管は椎骨と鎖骨胸骨に挟まれている　g. 気管カニューレと腕頭動脈が交差．気管喉頭分離術を施行．3週間後，気管-腕頭動脈瘻による大量出血をきたしたが，開胸止血にて救命できた．右腕頭動脈と気管の位置・胸郭変形の評価が重要である）

図 9-3　気管切開による合併症

(1) 脱落

　小児では最も多い事故である．動きがある児では，たすき掛けなどさまざまな固定帯がある．固定帯は，指1本分の余裕が勧められる．乳児では，頸部の屈曲や伸展で短いカニューレは抜けやすい．ガーゼの下でカニューレが抜けてもわからないことがあり注意を要する．

(2) 閉塞

細いカニューレは，粘稠な分泌物により閉塞しやすい．気管肉芽によっても同様である．気道内圧上昇や不穏，吸引カテーテルが通らないなどは，閉塞を疑って交換することが必要である．予備のためのカニューレと蘇生バッグは，必ず備えておく．予備カニューレがない時は，抜いたカニューレを水道水で洗浄し閉塞物を取り除き再挿入することもある．その間は，蘇生バッグや回路のコネクターを気管切開孔に押し当てると，換気は維持できる．

(3) 肉芽

カニューレが気道粘膜を刺激して肉芽が形成される．塩化ビニール，シリコンなど材質の差も肉芽発生には関係するといわれている．胸郭の変形で気管とカニューレの走行が合わなくなると圧迫から肉芽ができやすくなる．容易に出血したりカニューレ閉塞を起こすこともある．

(4) 気管-腕頭動脈瘻

気管-腕頭動脈瘻による出血は，よく知られている．3D-CT などで評価が可能なので，圧迫しないようにカニューレの長さや角度を調節する．

D 吸 引

気管内吸引により，分泌物の色調や粘度などの情報を得ることができる．しかし，患児にとっては，気道刺激と肺の含気低下など大きなストレスとなるため，効率よい吸引が必要である．

循環動態が安定している例では，蘇生バッグによる加圧や胸郭圧迫法による排痰介助・機械的排痰介助が可能である．新生児期から慢性呼吸不全を有する児も 12 か月過ぎると，気道抵抗は高いものの，機能的残気量 functional residual capacity（FRC）*が健常児のレベルに近づいてくる[3]．FRC が正常化すると吸引時に酸素飽和度が低下することが減ってくる．乳児は，横隔膜の収縮による胸腔内陰圧に軟らかい胸郭が内側に引

＊いわば体内の酸素ボンベである．おおまかには肺活量の約 1/2 が FRC で，呼吸が止まっても FRC として 20.9％の酸素があるので，急に低酸素にはならない．肺線維症などの FRC 減少例では，吸引に際して人工呼吸器の接続を外すと早くからパルスオキシメータの値が低下することがある．

き込まれてベル型の胸郭変形を起こしやすい（特に神経筋疾患）．これらの児も，早期に酸素飽和度の低下を来しやすい．排痰時の用手・機械的による肺-胸郭の拡張が有効と言われている[4]．

(1) 吸引法
カテーテルを引き抜きながら吸引圧をかけるのが基本である．短時間(5秒以内)であれば，挿入と引き抜き両方で吸引する方法もある．

(2) 吸引カテーテルのサイズと吸引時間
気管切開カニューレの 1/2 のサイズが望ましい[5]．
- 吸引カテーテルサイズの表記はフレンチ（Fr.）．
- 気管切開カニューレの内径はミリメートル（mm）表示である．
- 1 mm が約 3 Fr.（円周率 3.14）にあたる．

  （例）4 mm のカニューレでは，1/2 サイズで 2 mm ≒ 6 Fr. の吸引カテーテルを使用する．しかし，新生児や乳幼児は，挿管チューブや気管切開カニューレ自体が細いので，その半分のサイズでは粘稠な痰が引きにくい．そこで半分以上の大きさの吸引チューブを使用することになる．肺胞虚脱を防ぐには，5 秒以内の吸引時間が望ましい．

(3) 吸引の深さ
気管切開カニューレ先端を大きく越えない挿入長をあらかじめマークしておく．深すぎると右の気管支に挿入され，右の無気肺や気管粘膜の損傷を起こしやすい．吸引前に体位ドレナージなどの理学療法や MI-E を使用すると，痰がカニューレ先端まで移動し，吸引の際に深くカテーテルを入れる必要がない（イギリスではカニューレ長＋ 1 cm）．

(4) 吸引圧
新生児や乳児は 50 〜 100 mmHg 幼児は 120 mmHg を超えないことが望ましい．

(5) 開放式と閉鎖式気管内吸引
開放式の吸引法では，肺胞虚脱と肺容量低下を来しやすい．吸引後は，蘇生バッグによる加圧を行う（リクルートメント）．

吸引操作で酸素飽和度が急激に低下する場合は，吸引前に高濃度酸素によるバッグ加圧を行うか，閉鎖式吸引回路の使用が望ましい（図 9-4）[6]．

閉鎖式と開放式気管内吸引での人工呼吸器関連肺炎の発生に差はない．閉鎖式は，自家用車での移動時に吸引の攝子やほかの道具を準備する必要

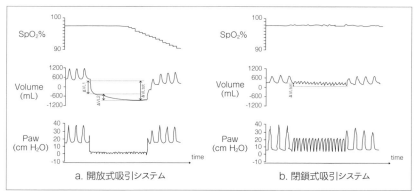

図 9-4 気管吸引による低酸素と肺容量の減少

(文献6)より)

がなく，振動があっても吸引がしやすいなどの利点もある．一方，長期気管切開カニューレを必要とする場合は，小児では移動の際の事故抜管に注意が必要である．また，カテーテルの位置が適切でないと，エアリークしたり洗浄の際に気管内に流れ込んだりする事故につながる．

気管切開のポイント

気管切開は，抜ける，詰まる，肉芽，出血の対処である．乳児では，可能であれば「言葉の獲得」までは NPPV（noninvasive ventilation）や気道のクリアランスを行って気管切開を回避したい．

文　献

1) 緒方健一：気管切開しての人工呼吸管理．実践！！小児在宅医療ナビ．前田浩利編．158-159．南山堂．2013．
2) 緒方健一：特集こどもの呼吸管理—小児在宅人工呼吸療法の実際；小児科診療．2004; 12: 2187-2192．
3) 緒方健一，上田恵理奈：在宅人工換気療法と呼吸理学療法．Neonatal Care. 2011; 24: 254-259．
4) Schroth MK : Special considerations in the respiratory management of spinal muscular atrophy. Pediatrics. 2009; 123; S245-S249.
5) 緒方健一：安全な理学療法と吸引．小児内科．
6) Cereda M et al : Closed system endotracheal suctioning maintains lung volume during volume-controled mechanical ventilation. Intensive care med. 2001; 27: 648-654.

［緒方　健一］

10 小児の呼吸管理をマスターする ②人工呼吸器(TPPV)管理

人工呼吸管理はチーム医療で，医師，看護師と，栄養評価，口腔ケア，訪問呼吸リハビリ，介護士など他職種連携が必要です．ここでは小児の特徴をふまえて，TPPVでの在宅人工呼吸療法を解説します．

TPPV (tracheal positive pressure ventilation) は，気管切開を行って「人工呼吸器」に接続し，陽圧換気を行う換気様式である．

一方，NPPV (noninvasive positive pressure ventilation) は，マスクなどのインターフェースを介して陽圧換気を行う換気様式．NPPV装置は，「人工呼吸器」ではなく「換気補助具」に分類される．NIV (noninvasive ventilation) はNPPVと胸郭外陰圧換気を合わせたものをいう．

A 人工呼吸管理の目的

(1) 酸素化の改善

酸素化を改善するには，①吸入酸素濃度の上昇，②呼気終末陽圧 positive end expiratory pressure (PEEP) を上げる（肺胞の数を維持する）の2つの方法がある[1]．SpO_2（酸素飽和度をパルスオキシメーターで代用する）の目標は，95〜98%あれば十分で，100%では酸素化能が低下した場合に気づくのが遅れる（図10-1）．神経筋疾患では，高いPEEPにより呼出障害が起きるので可能な限り低い圧がよい．

酸素は肺胞からの吸収速度が速いので，酸素濃度が高いと肺胞虚脱により無気肺が起きやすい．窒素など吸収速度が遅い気体により肺胞虚脱が予防できている．また，気道や肺胞への酸素毒性を考慮し，できるだけ低めの酸素濃度での管理が望ましい．

(2) 換気の補助

私たちの体は，酸素＋ブドウ糖→（熱とATP, 水, CO_2）を産生する．熱,

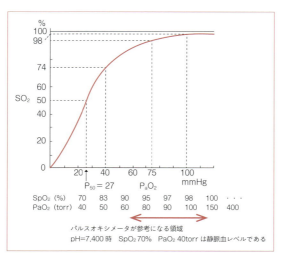

図 10-1　酸素飽和度解離曲線
SO_2　：酸素飽和度 oxygen saturation
SpO_2：経皮的酸素飽和度 oxygen saturation by pulse oximetry
PaO_2：動脈血酸素分圧 arterial oxygen pressure

ATP，水は必要だが，CO_2 は体内で増加すると恒常性が保てないので排除される．換気運動は，産生された CO_2 の排出のためである．従って
《換気の指標は，二酸化炭素分圧（$PaCO_2$）》である．

$$PaCO_2 = k \frac{VQ}{\text{有効換気量（TV-VD）RR}}$$

k：係数，VQ：二酸化炭素産生量，TV：1回換気量 tidal volume，
VD：死腔容積 volume of dead space（3mL/kg），RR：呼吸回数 respiratory rate

　式に示すように寝たきりでけいれんがない児では，CO_2 の産生量はほぼ一定と仮定すると，分母の TV と RR が $PaCO_2$ を決定する．人工呼吸器の TV，RR 設定が適切かどうか，$PaCO_2$ で評価する．たとえば，駆け足の後は筋肉での酸素消費が増えて二酸化炭素を多く産生する．そうなると，「ハーハー」と1回換気量や呼吸回数を上げる．反対に，低体温では酸素消費が減って二酸化炭素の産生量が減るので，換気の量も回数も減る．重要なことは，$PaCO_2$ を 40 torr 前後に維持することではなく，鼻翼呼吸など息苦しさを感じない安定した換気状態を保つことである．たとえば

肺高血圧症の児では，酸素投与下での自発呼吸では過換気で$PaCO_2$を低下させて肺血管抵抗を下げていることがあり，$PaCO_2$を正常化すると状態悪化につながる．

$PaCO_2$測定には以下がある．

- 動脈血二酸化炭素分圧（$PaCO_2$）：動脈血採血や毛細血管採血による
- 呼気終末二酸化炭素分圧（$ETCO_2$）：値だけでなく波形で判定が必要
- 経皮的二酸化炭素分圧測定器（$PaCO_2$）：精確だが，高価で測定に時間がかかる

小児では，採血処置で泣いてしまうと過換気になってしまい，$PaCO_2$値は低い値になりやすい．そうなると，低換気を過小評価しがちなので，小児在宅医療では非侵襲的評価が望ましい．

呼気終末二酸化炭素分圧（$ETCO_2$）は，値だけでなく波形が重要である．たとえば心電図が，心拍数だけでなく波形による情報が必要であるのと同様に$ETCO_2$は，波形からいろいろな情報が読み取れる．図10-2は，$ETCO_2$波形のパターンを示す．

$ETCO_2$は，動脈血二酸化炭素分圧（$PaCO_2$）と肺胞気の二酸化炭素分圧（$PACO_2$）が等しいと仮定して呼気の終末の二酸化炭素分圧を測定し

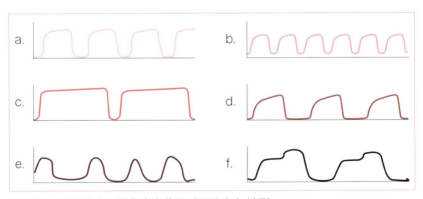

図10-2　呼気終末二酸化炭素分圧（$ETCO_2$）波形
喘息やエアリークが多すぎると肺胞のCO₂を反映しないので値が低くなる．
a. 正常，b. 過換気，c. 低換気，d. 気管支攣縮や喘息：shark finと呼ばれる特徴的な波形（呼出障害）．
e. Air leakが多すぎる：プラトー層がない波形となり正確な値は読めない．
$ETCO_2 ≒ PACO_2 ≒ PaCO_2$が前提である．
（$PACO_2$：肺胞気二酸化炭素分圧 alveolar carbon dioxide tension，
$PaCO_2$：動脈血二酸化炭素分圧 arterial carbon dioxide tension）
f. 片方の気管支が狭窄し，左右気管支からの呼出時間に差がある例（喘鳴があるが喘息でない）．

ている．従って，リーク量が多すぎたり喘息などでは実際の $PaCO_2$ に比べ $ETCO_2$ は低い値になってしまう[2]．$ETCO_2$ の測定では，プラトーがある波形が安定して表示されるまで 5～6 呼吸待つことが必要である．

> **ワンポイントアドバイス**
>
> 　二酸化炭素産生量＝酸素消費量×呼吸商 respiratory quotient（RQ）であらわされる．栄養の基質にブドウ糖のみを使えば呼吸商は 1.0，脂肪のみだと 0.7 になる．栄養は，糖質（炭水化物）と蛋白，脂肪からなる．呼吸不全食は，炭水化物を減らして脂肪の割合を増やし呼吸商を 0.7 に近づけることで，二酸化炭素の産生量を減らす目的がある．

(3) 呼吸仕事量の軽減

呼吸仕事量は，気道抵抗・コンプライアンス（肺や胸郭の伸びやすさ）・呼吸の回数と大きさの 3 つで決まる．気道抵抗とコンプライアンスは気道内圧を参考にする．気道内圧にはピーク圧（気道抵抗を反映）とプラトー圧（コンプライアンスを反映）がある．

a) 従量式換気でピーク圧がいつもより高い場合
　　（従圧式換気では 1 回換気量低下）

ピーク圧は，気管カニューレ接続部近くで測定している．従って中枢気道内圧を表している．図 10-3 は，気道内圧波形だが最初のピークを示す波形は気道抵抗によるものである．気道抵抗は，6~7 分岐の気管支レベルまでで決まる[3]．痰の貯留や喘息などの閉塞性肺疾患などでピーク圧は高くなる．

聴診により痰貯留が疑われた場合は，体位変換など理学療法により痰を気管切開カニューレまで移動させ吸引する．その際，機械的咳介助が利用できると排痰，吸引ともに短時間でしかも簡単にできる．

喘鳴が聴取された場合は，気道狭窄を疑い喘息の治療や気道の圧迫がないか調べる必要がある．その際 $ETCO_2$ の波形があれば，喘息発作や左右気管支の圧迫狭窄の鑑別が可能である（図 10-2-d，f）．

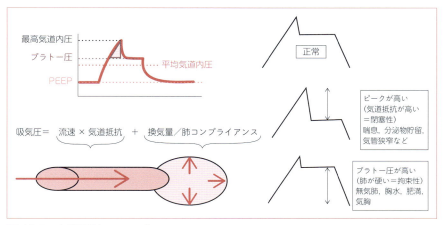

図 10-3　気道抵抗・コンプライアンス

b）プラトー圧が高い場合

　肺胞にかかる圧は，プラトー圧である．プラトー圧は，人工呼吸器と回路と肺胞の圧が等しくなり流速がない状態である．胸郭・肺コンプライアンスによってプラトー圧は決まる．プラトー圧上昇は，無気肺，胸水，拘束性換気障害（胸郭が拡がりにくい障害児）や肥満，気胸などでみられる．緊張が強い障害児では，膝の屈曲により緊張をやわらげるだけでも胸郭が拡がりやすくなる（胸郭コンプライアンスの改善）．背部の呼吸音の減弱と酸素飽和度の低下が合併する場合は，背側の無気肺を疑って体位変換や呼吸理学療法（用手的または機械的咳介助や肺内パーカッション）を行う．

c）呼吸回数や換気量が増加している場合

呼吸刺激には，以下がある．
①呼吸中枢（延髄）：pH 低下と二酸化炭素分圧上昇によって刺激される．
②末梢化学受容体（頸動脈小体と大動脈小体）：pH 低下と二酸化炭素分圧上昇，酸素分圧低下によって刺激される（動脈硬化，内膜剥離術では反応低下）．
③その他のレセプター
- J レセプター：肺胞壁の拡がりが悪いと呼吸刺激
- 伸展受容器：気道粘膜下にあり気道の拡がりが悪いと呼吸刺激
- 筋紡錘：肋間筋や横隔膜の動きからの呼吸刺激

血液環境の変化に対する化学受容体だけでなく，息苦しさを感じる刺激には，肺胞の拡張が悪い（Jレセプター），吸気での気管の拡張が悪い場合（伸展受容器），横隔膜や呼吸筋（筋紡錘）などの機械的刺激がある．しかし，抗けいれん薬の使用やREM睡眠期では，これらの刺激に対して呼吸中枢の反応が低下する．

　問題は，呼吸中枢から強い呼吸刺激が来ても刺激に見合った呼吸運動や換気ができない場合である．

> （例）呼吸回数が多いと，乳児では容易に呼吸筋疲労が起きる．横隔膜が成人のドーム型に比べ平坦に近い乳児では，1回換気量を増やすのは苦手で，換気回数を増やして換気量（1回換気量×呼吸回数）を維持する．RSウイルスなどの細気管支炎に鼻閉や喉頭浮腫を併発すると，呼吸仕事量が過大になりすぎ，やがて呼吸筋疲労から呼吸が停止することがある．

　安静時呼吸の筋は，最も強力な横隔膜，吸気時に働く外肋間筋（肋骨を持ち上げて胸腔を拡げることで胸腔内に陰圧を作る）である．吸気補助筋である胸鎖乳突筋は，胸骨を上に引き上げて胸腔を拡げる．呼気時は，肺や胸郭の弾性だけで行われ，特に呼気時に筋力は必要としない．しかし，運動など速く大きな呼吸が必要な時や喘息・肺気腫などで呼気筋の助けが必要な時は，呼気筋群が働くことになる．

　平常時は，呼吸運動での消費カロリーは摂取カロリーの約1/4以下だが，慢性肺疾患や肺血流が増加する心室中隔欠損症，また胸膜の線維化，胸郭変形によるコンプライアンス低下，閉塞性肺疾患などで呼吸補助筋が常時使われるようになると，消費カロリーは4倍以上となる．そうなると，摂取カロリーの大部分を呼吸運動で消費されるようになり体重が減少する．

(4) 気道の確保

　気管切開（11章を参照）や気道のクリアランスは重要である．特に，気道の確保が不確実な非侵襲的人工呼吸では，気道のクリアランスが重要で，一般には体位変換や用手的咳介助法や機械的咳介助が用いられている．

　呼吸理学療法の目的は①肺でのガス交換の改善，②気道クリアランスの改善，③無気肺の予防と改善がある．腹臥位は，ガス交換改善や荷重無気肺の改善にエビデンスがある（眼球圧迫や気切部胃瘻部の圧迫と四肢の骨折に注意）．気道のクリアランスや無気肺対策に機械的陽圧陰圧療法 mechanical insufflation exsufflation（MI-E）や肺内パーカッション人工呼吸器 intra-pulmonary percussive ventilator（IPV）などの機械的排痰法も有効である．

　中枢気道での水泡音が明らかな時は，MI-E での排痰が可能である．無気肺や末梢気道の閉塞や喘息発作では，加湿や吸入液が使用できる IPV が効果がある．いずれの機械的排痰装置も，胸部 CT などでブラ，ブレブなどがないことを確認して使用する．

（例）夜間のみ NPPV をつけている4歳先天性ミオパチーの男児．
主訴：38.7℃の発熱と SpO_2 90%　HR205/分 RR 48/分　水様鼻汁多い．
訪問前：酸素流量4L/分とし，酸素を換気補助具に接続して非侵襲的人工呼吸開始を指示．NPPV（吸気陽圧 inspiratory positive airway pressure IPAP/呼気陽圧 expiratory positive airway pressure EPAP=12/4）．
患児宅へ往診
診察所見：
①視診：顔色　蒼白　鼻翼呼吸，胸腹壁のシーソー呼吸，呼吸補助筋の緊張±．
②打診：横隔膜レベル　乳頭より2横指（通常3横指なので肺容量減少→無気肺？）．
　　　　心臓の大きさ鎖骨中線を2横指越す（＝心拡大）．
③聴診　呼吸音　左右喘鳴聴取　後壁の呼吸音減弱（第2，6，9，10 気管支閉塞疑い）
　　　　心音　心尖部でのⅠ音＜Ⅱ音（Ⅰ音減弱は，心不全？）
　　　　　　　心雑音第Ⅳ肋間胸骨左縁（僧房弁領域）　逆流性雑音（＋）心尖部へも響く（いつもは，心雑音聴取しない）
④検査　$ETCO_2$ 48torr　RR 44/分　RS ウイルス（＋）
　　　　携帯心エコー　両心房心室；拡張，僧房弁逆流Ⅱ°左室壁壁運動低下（目視で EF＜50%）
初期対応：IPV に O_2 ボンベ接続 FiO_2＝約60%でクロモグリル酸（イ

ンタール®），サルブタモール（ベネトリン®）吸入した．IPV 後に喘鳴軽減し酸素も 1 L/ 分まで減らせたが，努力呼吸様で PICU 入室管理となる．

経過：胸部レントゲン写真で右上葉無気肺と CTR70％ と心拡大を認め挿管し人工呼吸管理となった．鎮静し抗菌薬ステロイド投与で 3 日後には，酸素化改善した．しかし，咳嗽力弱く痰の貯留により再び無気肺拡大したため，FiO_2 0.3 までは IPV で，FiO_2<0.3 からは MI-E で排痰し，無事抜管．口鼻マスクで NPPV 管理とし退院となった．その後も ± 30 cmH_2O での MI-E による排痰と，酸素化悪化時は IPV による気道のクリアランスを行い安定した．

B 人工呼吸管理の種類（表 10-1）

換気モードによる差は，認められない．換気モードよりも，①自発呼吸の有無で換気モードが異なる，②自発呼吸では，トリガー感度と呼気への切り替えが重要である(努力呼吸になっていないか？)，③従量式換気では，気道内圧に注意（流量や呼気時間 I：吸気時間 E 比で調整），④従圧式では，換気量に注意（けいれん，喘息発作では換気できない）．

表 10-1 主な換気モード

略語	換気モード	自発呼吸の程度
CMV	Controlled mechanical　調節換気	なくても可
PCV	Pressure control ventilation 従圧式換気	なくても可
VCV	Volume control ventilation　従量式換気	なくても可
SIMV	Synchronized intermittent mandatory ventilation 同期式間欠的強制換気	弱くても可
PSV	Pressure support ventilation　圧支持換気	弱くても可
CPAP	Continuous positive airway pressure 持続的気道陽圧	ある例のみ

（1）意識レベルの低下やけいれん

1回換気量をどのように決めたらよいだろうか？

教科書的に 10 mL/kg で 8~12 回 / 分と言われている．これで換気は十分だが，最近は病態別の設定が推奨されている[4]．

- 拘束性：4~8 mL/kg（予測体重）　回数多めでプラトー圧を 30 cm-H_2O 以下に
- 閉塞性：8~10 mL/kg　回数を減らして呼出時間を長く（I：E＝1：4~5）
- 健常肺：10~12 mL/kg

（2）拘束性換気障害

拘束性換気障害（肺が膨らみにくい）では，換気モードによる予後に差がないと言われている．VCV，PCV，PSV では，TV 6 mL/kg，プラトー圧 < 30 cmH_2O 回数多めでのコントロールが推奨されている．

（3）閉塞性換気障害

閉塞性換気障害（気道抵抗が高い）では，6~8 mL/kg で呼吸回数を減らし，最大流量 80~100 L/ 分　I：E＝1：4~5 と少しずつ入れて長く呼出させる．1：5 だと 1 秒間吸って 5 秒間呼出して 1+5=6 秒なので 10 回 / 分の換気回数となる．

C　加湿器および人工鼻

急激な気流による摩耗から上皮を守るために，気道の声帯表面や喉頭蓋は摩擦に強い重層扁平上皮で覆われている．ほかの気道上皮は，線毛円柱上皮に覆われ，漿液や粘液を分泌し線毛運動で異物を気道から除去している．鼻呼吸により流入した空気は，鼻腔・咽頭でコンディショニング（塵の除去，加温加湿）が行われる．咽頭では 30℃以上，80％以上の相対湿度となる．気管では，37℃，100％に加温加湿され肺胞でガス交換が行われる．

ところが，気管切開すると，鼻・咽頭を通過しない乾燥した空気が直接気管に流入する．気管粘膜の線毛細胞は，乾燥により障害されやすい．線毛運動が損なわれると，代償性の咳により気管の粘液を除去する．そうなると気管粘膜は，速い気流ストレスに強い重層扁平上皮に置き換わる．こ

の種の変化を化生 metaplasia と言う[5]．気管切開部や吸引カテーテルで長期間刺激を受ける気管粘膜は，扁平上皮化しやすい．そうなると，物理的ストレスには強くなるものの，線毛細胞による気道のクリアランスが障害される．誤嚥性肺炎を繰り返す障害児は，これが一因となって気道の粘液除去が困難になると考えられる．気管切開後は，加温加湿が気道粘膜保護に重要である．

　加湿器と人工鼻は，特徴を知って使用すると効果は同程度である．

　加湿器は，転倒による回路内への水の流入やスイッチの入れ忘れが多くみられる．在宅医療では，病院などの施設と違い室温は一定ではない．冬の夜間では，室内の気温は低くなり回路内の結露は著しい．回路を透明のビニールで覆ったセットや，熱線入り回路の使用を考慮する．

　人工鼻は，死腔の増加・気道抵抗の増加と呼吸仕事量の増加・リークによる加湿低下が問題となる．人工鼻は，1 回換気量によりサイズが異なるので，適正なサイズの人工鼻を使用しないと死腔の増加や加湿効率の低下につながる．小児では，カフなしの気管カニューレが多く使用される．リーク量が増えると，呼気の水分を再利用している人工鼻は加湿効率が低下する．

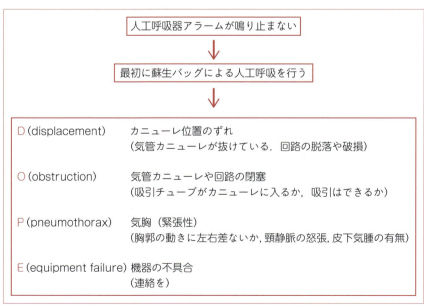

図 10-4　人工呼吸器のアラームへの対処法

従圧式の換気モードでは，加湿器から人工鼻へ換える際に人工鼻の気道抵抗により1回換気量が下がるので，換気量の調節が必要である．加湿器と人工鼻で，同じ1回換気量になる設定をあらかじめ知っておくとよい．

　加湿の臨床的評価は，①回路内側に小さい結露がある，②痰がやわらかい，③吸引カテーテルの挿入が抵抗なく可能などである．

D 人工呼吸管理のポイント

　PaO_2 の調節は，FiO_2 と PEEP．
　$PaCO_2$ の調節は，1回換気量と呼吸回数．
　気道内圧，血圧，加湿や胸壁の動きその他のモニターをチェックして合併症や事故を予防する．人工呼吸器のアラームの対処法を示す（図 10-4）．

　また，日本未熟児新生児学会では，人工呼吸器使用時の注意点として下記の点などを推奨している[6]．

　1．患者への呼吸器導入前に，開放状態の気管カニューレを回路に接続した状態でアラームが鳴るよう各種アラームを設定する．

　2．呼気ポート（パッシブ回路）を気管カニューレにも使用できる呼吸器では，分時換気量下限アラームを適切に設定する．アラーム設定が不能な場合は呼気弁使用（アクティブ）回路に変更する．

文　献

1) ARDS Net: Ventilation with lower tidal volumes as compared with traditional tidal volume for acute lung injury and the acute respiratory distress syndrome.: N Engl J Med. 2000; 342:1301-1308.
2) 緒方健一：気管切開しての人工呼吸管理．実践！！　小児在宅医療ナビ．前田浩利編．158-159，南山堂，2013．
3) Reddy RM et al: Review of ventilatory techniques to optimize mechanical ventilation in acute exacerbation of chronic obstructive pulmonary disease. Int J Chron Obstruct Pulmon Dis. 2007; 441-452.
4) Hess DR et al: Essentials of Mechanica Ventilation. Mcgraw-Hill. New York. 2nd ed, 2002.
5) Ross MH: Histology: A text and Atlas: With correlated cell and molecular biology（Fifth edition）. P619, Lippincott Williams & Wilkins 2006.
6) 日本未熟児新生児学会　医療器材の安全性確認委員会「NPPV 可能な在宅用人工呼吸器使用時の注意点」http://jspn.gr.jp/info/nppv_warning.html
・ 緒方健一，上原恵里奈：重症心身障碍児における呼吸障害と合併症．小児看護．2011；34：1-7．

〔緒方　健一〕

11 小児の呼吸管理をマスターする ③人工呼吸器（NPPV）管理

気管切開を希望せず，NPPV を選択する患者は，小児でもますます増加するものと思われます．小児における適応やマスクの選び方，配慮すべき点や離脱に向けてのポイントなどをお示しします．

　気管挿管，気管切開を行わずマスクを用いた人工呼吸法 non invasive positive pressure ventilation（NPPV）は現在，成人の在宅人工呼吸器使用患者の半数を超えるまでに普及してきたが，小児での比率は明らかではない．子ども在宅クリニックあおぞら診療所墨田では往診患者数 200 名のうち，気管切開が 95 名である．このうち人工呼吸 tracheal positive pressure ventilation（TPPV）が 63 名，NPPV が 41 名で，在宅人工呼吸患者の約 39% が NPPV という割合になっている．気管切開を希望せず NPPV を選択する患者は，今後ますます増加するものと思われる．

A 対象，適応

　急性呼吸不全での適応は成人でも施設ごとに異なり一定のものはないが，急性期 NPPV 研究会の暫定的ガイドラインでは慢性閉塞性肺疾患 chronic obstructive pulmonary disease（COPD）の急性増悪，うっ血性心不全，心原性肺水腫，免疫不全時の呼吸不全，抜管後の呼吸不全が挙げられている[1]．

　小児の NPPV がよく行われている国内施設の実態をまとめた書籍『小児での NPPV の手引き』[2] によると，小児の急性呼吸不全では神経筋疾患など慢性呼吸不全の急性増悪，COPD 類似の病態（RS ウイルス細気管支炎，気管支喘息），抜管後の再挿管回避，染色体異常など予後不良な疾患で家族が気管挿管，気管切開を望まない場合に NPPV を行っている施設が多いようである．

慢性呼吸不全での適応はほぼ確立している[3]．最も多いのは，閉塞性睡眠時無呼吸（肥満，扁桃肥大，小顎症などの頭蓋顔面奇形，喉頭軟化症，気管気管支軟化症）で持続的気道陽圧法 continuous positive airway pressure（CPAP）が第一選択となる．神経筋疾患，頸髄損傷，Hirschsprung 病に合併する先天性中枢性肺胞低換気症候群などは中枢性無呼吸ないし肺胞低換気をきたすので両レベル設定陽圧法 bilevel positive airway pressure（biPAP）の適応となる．

B 開始基準

急性呼吸不全の場合 NPPV の開始基準は学会ガイドライン[3]によると以下のとおりである．①高度の呼吸困難を認める．②酸素療法，薬物療法に反応不良である．③吸気補助筋の著しい活動性，奇異性呼吸を認める．④呼吸性アシドーシス（pH<7.35），高二酸化炭素血症（$PaCO_2$>45）⑤胸部 X 線検査で自然気胸を除外していること．

慢性呼吸不全の場合，成人では睡眠時ポリソムノグラフを行って無呼吸指数 apnea hypopnea index（AHI）を測定することが必須となっていて，健康保険上は AHI>20 が適応とされている．しかし，わが国では小児でポリソムノグラフを実施できる施設が少ないので，ポリソムノグラフ AHI の代用として，終夜パルスオキシメトリーで不飽和指数 desaturation index（酸素飽和度が 10 秒以内にベースラインから 4％下がる回数）を測定するしか方法がないのが現状であろう．

石川は海外の文献を根拠に，睡眠時の SpO_2<90 の時間（desaturation time 90）が検査時間の 10％以上または覚醒時の PCO_2>45 という開始基準を提示している[3,4]．

睡眠時無呼吸検査はデータの信頼性から，可能ならば在宅ではなく一晩入院して医療従事者の観察下に行うことが望ましい．

C 機械インターフェイス

NPPV 成功の鍵を握るものはマスクの装着である．成人と違って協力が得られない小児では，マスクの装着を嫌がって大泣きすることがしばし

ばある．鼻マスク，鼻口マスクそれぞれ利点欠点があるが，どのようなマスクを選択するにせよ，はじめはごく短時間（数分でも可）マスクをあてて，マスク装着に慣れてきたら徐々に装着時間を長くするのがコツである．どうしても鼻マスクや鼻口マスクを嫌がる場合，nasal high flow 用の鼻カニューレ（図 11-1）や小児用のトータルフェイスマスク（図 11-2）を試してみるのがよい．このタイプのマスクで初めて長時間の装着が可能になった症例を経験している．

　NPPV 本体は各社から新製品が次々に発売されていて，差別化のため種々の新機能が搭載されている．閉塞性無呼吸を検知して呼気時気道陽圧 expiratory positive airway pressure（EPAP）を増減する機能（オート EPAP），一定の 1 回換気量を維持するため吸気時気道陽圧 inspiratory positive airway pressure（IPAP）を増減する機能（AVAPS®），チェーンストークス呼吸を検知して呼吸回数を増減する機能（adaptive servo ventilation ないしオート呼吸数），呼気が吐きやすいように気道内圧を減少させる機能（Bi-flex）などが代表的なものであるが，小児での有効性はエビデンスに基づいたものではないので，あまり注意を払わなくてもよい．

　NPPV の設定は，基本的には閉塞性無呼吸には CPAP モード，中枢性

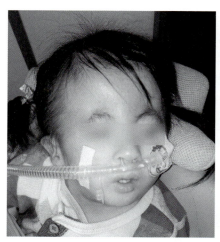

図 11-1　Nasal High Flow 付属の鼻カニューレ（パシフィックメディコより入手可能）

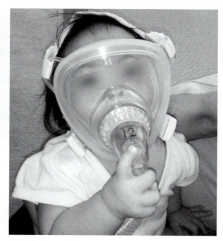

図 11-2　小児用トータルフェイスマスク Perfomax®（フィリップスより入手可能）

無呼吸ないし肺胞低換気にはbiPAPモード（IPAP，EPAP，バックアップ呼吸数）の2種類で十分である．

　気管切開患者と異なりNPPVでは鼻と口をバイパスしないので加湿器は不要という意見もあるが，リークがあると大量の室内ガスが流れるので鼻が乾燥して出血をする場合があるのも事実で，適度な加温加湿が必要であろう．加温加湿器の設定は結露や患者の不快感に基づきダイアルを調節する程度で十分であろう．

D 施行中のポイント

　鼻口マスクやトータルフェイスマスクでは，もし嘔吐があった場合には，ただちにマスクを外して吐物を誤嚥しないようにする必要がある．口腔内分泌物が多い場合，鼻マスクだと口腔内吸引が常に行え，うつぶせにもしやすいのが利点である．おしゃぶりをくわえさせてあやしながらNPPVが行えるのも鼻マスクの有利な点である．しかし口を閉じられない子どもや，確実に陽圧をかけたい場合には鼻口マスクが適応になる．

　口腔内分泌物が多い場合，NPPVが分泌物を気管内に押し込む危険性を心配する家族や医師が多いが，NPPVで呼吸が楽になれば口腔内分泌物は減少することが多い．

　NPPV本体には1回換気量を表示する機能があるが，病院用の人工呼吸器のように吸気側と呼気側についている2つのフローセンサーで1回換気量（とリーク量）を測定しているわけではないので，あくまで参考値程度と認識して，1回換気量が適切かどうかは胸のあがりが十分かどうか，呼吸音がよく聴取できるかなど，診察で確認することが重要である．

　NPPV対象患者では肺実質の病変が少ないことが多く，NPPV装着によって酸素投与は不要になることが多い．しかし肺炎を合併した場合には回路内に酸素を付加する必要がでてきて，その場合には鼻カニューレで酸素を投与する場合に比べて大量のガス（空気）のため酸素が薄まり，酸素濃縮器の限界まで（通常は3L）酸素を投与しても酸素濃度がせいぜい30％程度しか上昇しないことを認識しておく必要がある．酸素を投与してNPPVの設定を適切に変更してもSpO_2が上昇しない場合，入院の適応になる．BiPAP Vision®など病院用のNPPV装置は酸素ブレンダーで

100％酸素の投与が可能である．

E 挿管，気管切開への移行

　NPPVはTPPVと比較すると，不完全な気道確保，不完全な陽圧呼吸（漏れのため低い圧しか肺にかからない）であることを認識する必要がある．NPPVで換気困難になった場合は，遅滞なく挿管してTPPVに移行することが肝要である（在宅ではなく入院が必要になる）．しかし挿管して抜管できなければ気管切開が必要になり，そうした治療を行うことを家族が望んでいるかどうかの見きわめが重要で，ふだんから（NPPV導入前から）「もしNPPVで呼吸不全を乗り切れない場合はどうするか」を家族と話し合っておくことが必要である．家族の意向は状況によって変わることがあるので，その際は再度話し合いをして家族の意向を確認しなければいけない．

F ウィーニング，予後

　成長や手術（扁桃腺摘出術，下顎骨延長術）に伴って改善する病態（上気道閉塞や気管軟化症）があり，NPPVから離脱できる症例が多いのも小児の特徴である．その一方で側彎の進行のため気管切開，人工呼吸が必要になる場合もある．定期的な無呼吸検査ないし気道ファイバー検査を行い，病態をチェックすることが重要である．

文　献
1）急性期NPPV研究会：急性期NPPV実践マニュアル．メディカルレビュー社，2006．
2）急性期NPPV研究会：小児NPPVの手引き〜私はこうしている〜．メディカルレビュー社，2012．
3）日本呼吸器学会：NPPVガイドライン．南江堂，2006．
4）Mehta S, Hill NS：Noninvasive ventilation. Am J Respir Crit Care Med. 2001；163：540-77.

〔近藤　陽一〕

12 小児の水分・栄養管理をマスターする
①成長発達と水分・栄養管理

NPPVをつけると体重が増える，気管切開をしている子や唾液の持続吸引をしている子は脱水になりやすいなど，日ごろの経験から我々はいくつかの共通する感覚を得ています．つまり，子どもの成長発達は，単純に水分やカロリーの量で決まるのではなく，呼吸や姿勢，痛みなどさまざまな要因が複合的に関与しているのです．ここでは現代の重症児の特徴をふまえ，水分・栄養管理の考え方について解説します．

A 食は喜び

生まれたばかりの児は，お母さんの母乳を口に含むことで最初の食の喜びを得る．何らかの理由で食が始められない子は点滴や経管栄養などで栄養を補うが，口からの少量の母乳や糖水の摂取は全身状態を安定させる．このように食はそれ自体が，出生直後から身体のストレス（苦痛）を緩和する役割を果たしている[1]．

超未熟児や重度の先天性疾患の児は，厳しい治療を受け，経管栄養やさまざまな医学管理のもと自宅に帰ってくる．このような場合，「食は喜び」という観点が未熟である．在宅では，子どもが「おなかがすいた」「満足する」という経験をくりかえすことで，食は喜びであることを知ってもらい，同時に母子愛着を確立していく必要がある．栄養摂取という観点にとどまらず，「こころを育む」という視点から食に関わることが望ましい．

B 在宅に帰ってきた子の栄養管理のポイント

NICUやPICUから退院する児は施設に合わせた栄養管理方法で，家族に指導されていることが多い（具体的なデバイスについては14章参照）．家族は帰ってくる児に合わせて新しい生活スタイルを構築していくが，そ

の子のことだけを考えて生活するわけにはいかない．その子の成長を見据えつつ，水分・栄養管理の方法についても家族にとって無理のないものに調整していく．

　具体的には，頻回な深夜のケアで睡眠スタイルを著しく崩していないか，食事や家事，就労などに重大なストレスを与えていないかを考慮する．頻回の注入は準備の負担も大きく，家族や本人の睡眠を損なう．また，腹痛や下痢などの消化器症状も考慮する．子どもと家族の両者に配慮しつつ，「こうすると本人が楽そう，喜んでくれる，ほっとしている」というケアを，共感的，創造的にともに構築することが望ましい．

C 具体的な問題点

(1) その栄養管理は，おっぱいやご飯の時間になってますか？
～空腹や口渇を癒やし満足を育む食事のスケジュール～

　乳児早期に退院した子は，頻回の注入スタイルで帰ってくる場合があるが，在宅では，マンパワー的に1日6回までが実質的な限界で，それを何か月も続けることは困難である（図19-6 参照）．また，消化器についても「適度な運動と休息のバランスが成長と発達の要」という視点をもつ必要がある．睡眠覚醒リズムが徐々に形成されてきたら，本人の活動する時間である日中に注入を集中させ，成長に伴い栄養摂取のスタイルを見直す，また，手軽かつ衛生的に家族の負担を少なく管理できるようにデバイスなどを整えるといったことも大切である．

(2) 水分を適切にとる

　水分摂取は児にとっても大切である．循環器や消化器に問題があり，消化器からの水分吸収に制限がある場合でも，一般に多くは1.8～2.4 L/BSA（体表面積 body surface area）程度の水分摂取が必要である．すなわち体重10 kgで900～1,200 mL程度と，成人と比べてだいぶウェットに管理することが小児の特徴で，これはさまざまな環境変動に対応するために必要となる．また，気管切開や唾液の持続吸引をしている児は，失う水分量が通常より多くなり，脱水になりやすいので注意する．

　幼児期を過ぎた障害児の中には，身体の成長に比して水分摂取をあまり増やしていないためドライに管理されている児を散見するが，このような

児は，体内の予備水分量が少ないため，呼吸器感染症・胃腸炎・発熱などの際に早めの水分補正が望ましい．普段どの程度の水分を摂取できているかを確認することが大切である．

　在宅では急な温度上昇や乾燥などによる発汗や不感蒸泄，気圧変化や気道乾燥による粘膜炎症と水分蒸散，環境ストレスなどからの唾液漏出など，さまざまな変化がある．医療デバイスをうまく利用して，手軽に用意できる水分（お茶，ソリタ®などの電解質水）を負担が少なく補給できるよう工夫する．小児の維持水分量については図 25-1 も参照されたい．

(3) 炭水化物を適切にとる

　ブドウ糖はカロリー摂取の主軸で，多くの経管栄養剤はこの観点から作られている．このため高 GI 製剤が多く，時にダンピング症状が引き起こされ，腹痛，過度な心拍上昇，嘔気（上部消化管の異常運動）・下痢症状などが生じる．たとえ注入ができている場合でも，これらの症状が見逃され注入が子どもにとって苦痛なものになっているケースがあるので，注意が必要である．低 GI 製剤への変更，とろみをつけるなどを検討する．

　そのほか，重症児でよく遭遇するのが，グリコーゲンの蓄積が少ない上に，飢餓時に利用できる脂肪も少ないことで起こる低血糖である．このため特に体調不良時は低血糖に注意する．

　炭水化物摂取の大きな目標はエネルギー供給とグリコーゲン貯蓄である．また，炭水化物は，腸内のプロバイオティクスにとっても非常に大切な栄養源となる．炭水化物にはエネルギーの供給と貯蓄そして，消化管の機能育成という 3 つの役割があることを認識しよう．

(4) 脂質を適切にとる

　脂質はさまざまな細胞骨格の重要な栄養源となるだけでなく，カロリー補給，栄養貯蓄という点でも重要な栄養成分である．低栄養管理になりやすい児にとって，脂質は本来ならエネルギー源として利用したくない蛋白質やアミノ酸の消耗を回避し，エネルギー供給を安定させる役割がある．中でも中鎖脂肪酸はエネルギーへの転換が比較的早く，栄養状態を改善するのによい．なおこの際，カルニチンが適切に摂取できていないと，脂質がミトコンドリアに運搬されないため，補充を検討する．

(5) 蛋白質を適切にとる

　蛋白質は細胞構造の要であり，重要な栄養素である．蛋白質には動物性

と植物性があるが，既製の経管栄養剤は多くが植物由来であるためカルニチンなどの栄養素が欠乏しがちである．また，プロバイオティクスの形成にも蛋白質の摂取は欠かせない．消化に問題がある児などで，特定の栄養成分ばかり摂取させていると，腸内環境が悪化し食物アレルギーが生じやすくなる印象をもつ．このため，経管栄養剤を一時的に成分栄養剤にステップダウンせざるを得ないことがある．植物性だけでなく動物性蛋白質も適切に摂取させることは，児の栄養状態を安定させる上で非常に重要である．

(6) ビタミンを効果的に摂取する

ビタミンにもまた，植物由来と動物由来のものがある．経管栄養剤には，蛋白質同様に動物由来のビタミンや微量元素が欠けているので，これらを効果的に補給することが望まれる．

また，ビタミンB群，ビタミンC，時にビタミンA，E群，カルニチン，ビオチンなどは栄養製剤に付加されているが，多くの児が通常の1/2量程度の栄養量で管理されているため，欠乏しがちである．カルニチン低下は極端な場合，冬期の低体温症・脂質の異常蓄積を引き起こす．注入が少ないのに太っていくなどというエピソードは，カルニチン不足が関わっていることが多く，植物由来の経管栄養剤を使用している場合は，適宜補充を検討する．

(7) 微量元素を効果的に摂取する

栄養剤に関連してしばしば経験するのが，亜鉛・セレン不足である．経管栄養剤は銅と亜鉛が適度な比率で負荷されているが，銅と亜鉛は吸収が拮抗するため，銅が高く亜鉛が低くなる傾向にある．難治性慢性皮膚炎や皮膚感染症を伴う場合，亜鉛が低値を示すことがあるため，補充を行う．銅が正常値の場合，亜鉛を補充すると時に重篤な銅欠乏を呈することがあるが，モニタリングをしながら銅と亜鉛のサプリメント（両方が1:10で配合されている製剤などが国内では販売されている）を補充するなどは簡易な方法である．また，微量元素が付加されていない経管栄養剤はセレンが欠乏していることが多いため，動物性食材を摂取できていない児ではセレンのチェックは不可欠である．セレン欠乏は血球の大球性変化を呈するため，特に発熱を伴わない重症感染の既往がある場合は，セレン欠乏のサーベイが望ましい．爪の白床化は一部でしか所見が見られない．貧血に正球性または軽度の大球性変化を伴う場合は，鉄欠乏性貧血＋セレン欠乏，ビ

タミン B_{12}, 葉酸欠乏, 時に銅欠乏を経験する．各種ビタミンおよび微量元素の確認が望ましい．

　病院では薬剤部で調合される場合が多いが，近年はサプリメントが国内でも発売されている．セレン，亜鉛は有機化されていると摂取効率が良いため，選択には配慮が必要である．補給を始めた場合は，定期的にモニタリングし，摂取状況を確認する．

　なお子どもの食事摂取基準は，ごく一般には表 12-1 に示したようになっている．

D　プロバイオティクスという観点をもつ

　腸は単独で消化吸収しているわけではない．「腸は社会」すなわち「消化管が単独で分解しにくい栄養素（社会問題）を腸内の善玉菌（善良な市民）が分解し，その善玉菌がフローラ（コミュニティー）を形成することで，悪玉菌（悪い市民）の増生を抑え，健全な腸内環境を保つ」という側面がある．すなわちオリゴ糖を含めた多糖類（炭水化物）や発酵菌の適度な摂取によりフローラの形成を助けることで，腸内環境を改善し分解を促し栄養素の吸収効率を改善するという観点をもつことが重要である．

　児の体調が経管栄養でひとまず安定したら，次は重湯やおかゆ，コーンスターチ，ジャガイモのスープなどの摂取を徐々にはじめ，プロバイオティクス（酵母菌・植物性乳酸菌などの発酵食物）も摂取しながら，腸の育成を助ける．この主軸なしにミキサー食ならばいいと考えているだけでは，腸内の環境を豊かにすることはできない．腸内フローラが脆弱だと，消化も不安定になりがちだが，新しい食材にチャレンジしていくことで，腸内環境は大きく変化しフローラも豊かになる．

　腸内環境を大きく改善するもう一つの方法が，食物繊維の摂取である．食物繊維が豊富な野菜類を摂取することは，腸内環境を改善する次の一手として有効である．このように腸内環境を構築するステップをイメージしつつ，経管栄養剤からさまざまな食物の摂取と腸内フローラの形成，消化管の機能向上という本来の食事摂取の目的を目指していく．

　なお，長期の経管栄養管理は高率に食物アレルギーを呈する印象があるため，今まで症状がなくても皮膚などから不顕性の感作がされている場合

表 12-1　子どもの食事摂取基準

	炭水化物		食物繊維		蛋白質	
	目標量(%エネルギー)		目標量(g/日)		目標量(%エネルギー)	
	男性	女性	男性	女性	男性	女性
0〜5(月)	—	—	—	—	10*	10*
6〜11(月)	—	—	—	—	15*	15*
1〜2(歳)	50〜65	50〜65	—	—	25*	25*
3〜5(歳)	50〜65	50〜65	—	—	13〜20	13〜20
6〜7(歳)	50〜65	50〜65	11以上	10以上	13〜20	13〜20
8〜9(歳)	50〜65	50〜65	12以上	12以上	13〜20	13〜20
10〜11(歳)	50〜65	50〜65	13以上	13以上	13〜20	13〜20
12〜14(歳)	50〜65	50〜65	17以上	16以上	13〜20	13〜20
15〜17(歳)	50〜65	50〜65	19以上	17以上	13〜20	13〜20
18〜29(歳)	50〜65	50〜65	18以上	18以上	13〜20	13〜20

	脂質		ビタミンA		ビタミンD	
	目標量(%エネルギー)		推奨量(μgRAE/日)		目安量(μg/日)	
	男性	女性	男性	女性	男性	女性
0〜5(月)	50*	50*	300**	300**	5.0	5.0
6〜11(月)	40*	40*	400**	400**	5.0	5.0
1〜2(歳)	20〜30	20〜30	400	350	2.0	2.0
3〜5(歳)	20〜30	20〜30	500	400	2.5	2.5
6〜7(歳)	20〜30	20〜30	450	400	3.0	3.0
8〜9(歳)	20〜30	20〜30	500	500	3.5	3.5
10〜11(歳)	20〜30	20〜30	600	600	4.5	4.5
12〜14(歳)	20〜30	20〜30	800	700	5.5	5.5
15〜17(歳)	20〜30	20〜30	900	650	6.0	6.0
18〜29(歳)	20〜30	20〜30	850	650	5.5	5.5

	ビタミンE		ビタミンK		ビタミンB_1	
	目安量(mg/日)		目安量(μg/日)		推奨量(mg/日)	
	男性	女性	男性	女性	男性	女性
0〜5(月)	3.0	3.0	4	4	0.1**	0.1**
6〜11(月)	4.0	4.0	7	7	0.2**	0.2**
1〜2(歳)	3.5	3.5	60	60	0.5	0.5
3〜5(歳)	4.5	4.5	70	70	0.7	0.7
6〜7(歳)	5.0	5.0	85	85	0.8	0.8
8〜9(歳)	5.5	5.5	100	100	1.0	0.9
10〜11(歳)	5.5	5.5	120	120	1.2	1.1
12〜14(歳)	7.5	6.0	150	150	1.4	1.3
15〜17(歳)	7.5	6.0	160	160	1.5	1.2
18〜29(歳)	6.5	6.0	150	150	1.4	1.1

	ビタミンB_2		ナイアシン		パントテン酸	
	推奨量(mg/日)		推奨量(mgNE/日)		目安量(mg/日)	
	男性	女性	男性	女性	男性	女性
0〜5(月)	0.3**	0.3**	2**	2**	4	4
6〜11(月)	0.4**	0.4**	3**	3**	3	3
1〜2(歳)	0.6	0.5	5	5	3	3
3〜5(歳)	0.8	0.8	7	7	4	4
6〜7(歳)	0.9	0.9	9	8	5	5
8〜9(歳)	1.1	1.0	11	10	5	5
10〜11(歳)	1.4	1.3	13	12	6	6
12〜14(歳)	1.6	1.4	15	14	7	6
15〜17(歳)	1.7	1.4	16	13	7	5
18〜29(歳)	1.6	1.2	15	11	5	4

(表12-1 つづき)

	ビタミンB$_6$ 推奨量(mg/日)		ビタミンB$_{12}$ 推奨量(μg/日)		葉酸 推奨量(μg/日)	
	男性	女性	男性	女性	男性	女性
0〜5(月)	0.2**	0.2**	0.4**	0.4**	40**	40**
6〜11(月)	0.3**	0.3**	0.5**	0.5**	60**	60**
1〜2(歳)	0.5	0.5	0.9	0.9	90	90
3〜5(歳)	0.6	0.6	1.0	1.0	100	100
6〜7(歳)	0.8	0.7	1.3	1.3	130	130
8〜9(歳)	0.9	0.9	1.5	1.5	150	150
10〜11(歳)	1.2	1.2	1.8	1.8	180	180
12〜14(歳)	1.4	1.3	2.3	2.3	230	230
15〜17(歳)	1.5	1.3	2.5	2.5	250	250
18〜29(歳)	1.4	1.2	2.4	2.4	240	240

	ビオチン 目安量(μg/日)		ビタミンC 推奨量(mg/日)		ナトリウム 目安量(mg/日)	
	男性	女性	男性	女性	男性	女性
0〜5(月)	4	4	40**	40**	100	100
6〜11(月)	10	10	40**	40**	600	600
1〜2(歳)	20	20	35	35	—	—
3〜5(歳)	20	20	40	40	—	—
6〜7(歳)	25	25	55	55	—	—
8〜9(歳)	30	30	60	60	—	—
10〜11(歳)	35	35	75	75	—	—
12〜14(歳)	50	50	95	95	—	—
15〜17(歳)	50	50	100	100	—	—
18〜29(歳)	50	50	100	100	—	—

	カリウム 目安量(mg/日)		カルシウム 推奨量(mg/日)		マグネシウム 推奨量(mg/日)	
	男性	女性	男性	女性	男性	女性
0〜5(月)	400	400	200**	200**	20**	20**
6〜11(月)	700	700	250**	250**	60**	60**
1〜2(歳)	900	800	450	400	70	70
3〜5(歳)	1100	1000	600	550	100	100
6〜7(歳)	1300	1200	600	550	130	130
8〜9(歳)	1600	1500	650	750	170	160
10〜11(歳)	1900	1800	700	750	210	220
12〜14(歳)	2400	2200	1000	800	290	290
15〜17(歳)	2800	2100	800	650	360	310
18〜29(歳)	2500	2000	800	650	340	270

	リン 目安量(mg/日)		鉄 推奨量(mg/日)		亜鉛 推奨量(mg/日)	
	男性	女性	男性	女性	男性	女性
0〜5(月)	120	120	0.5**	0.5**	2**	2**
6〜11(月)	260	260	5.0	4.5	3**	3**
1〜2(歳)	500	500	4.5	4.5	3	3
3〜5(歳)	800	600	5.5	5.0	4	4
6〜7(歳)	900	900	6.5	6.5	5	5
8〜9(歳)	1000	900	8.0	8.5	6	5
10〜11(歳)	1100	1000	10.0	14***	7	7
12〜14(歳)	1200	1100	11.5	14***	9	8
15〜17(歳)	1200	900	9.5	10.5***	10	8
18〜29(歳)	1000	800	7.0	10.5***	10	8

(表12-1 つづき)

	銅 推奨量(mg/日)		マンガン 目安量(mg/日)		ヨウ素 推奨量(μg/日)	
	男性	女性	男性	女性	男性	女性
0〜5(月)	0.3**	0.3**	0.01	0.01	100**	100**
6〜11(月)	0.3**	0.3**	0.5	0.5	130**	130**
1〜2(歳)	0.3	0.3	1.5	1.5	50	50
3〜5(歳)	0.4	0.4	1.5	1.5	60	60
6〜7(歳)	0.5	0.5	2.0	2.0	75	75
8〜9(歳)	0.6	0.5	2.5	2.5	90	90
10〜11(歳)	0.7	0.7	3.0	3.0	110	110
12〜14(歳)	0.8	0.8	4.0	4.0	140	140
15〜17(歳)	1.0	0.8	4.5	3.5	140	140
18〜29(歳)	0.9	0.8	4.0	3.5	130	130

	セレン 推奨量(μg/日)		クロム 目安量(μg/日)		モリブデン 推奨量(μg/日)	
	男性	女性	男性	女性	男性	女性
0〜5(月)	15**	15**	0.8	0.8	2**	2**
6〜11(月)	15**	15**	1.0	1.0	10**	10**
1〜2(歳)	10	10	—	—	—	—
3〜5(歳)	15	10	—	—	—	—
6〜7(歳)	15	15	—	—	—	—
8〜9(歳)	20	20	—	—	—	—
10〜11(歳)	25	25	—	—	—	—
12〜14(歳)	30	30	—	—	—	—
15〜17(歳)	35	25	—	—	—	—
18〜29(歳)	30	25	10	10	25	20

*目安量(g/日)　　**目安量　　***月経ありの場合
RAE= レチノール活性当量　　NE= ナイアシン当量
(日本人の栄養摂取基準(2015) http://www.mhlw.go.jp/stf/shingi/0000041824.html より抜粋)

があり，ミキサー食を開始する場合は原則として食物アレルギーのサーベイが望ましい．ミキサー食導入に関しては下記を参照．

長野県立こども病院栄養科

http://nagano-child.jp/?cat=96

E 摂食という観点をもつ

　経管栄養の場合，多くの児が「食べる・味わう」という観点を失っているが，本来「食は喜び」である．咀嚼や嚥下の機能を向上し，味覚や口腔内の触覚を体験的に伸ばすことは，幼少期の情緒形成や長期記憶の発達に非常に大切である[2]．情緒経験に基づく長期記憶は主に海馬と扁桃体がつかさどっているが，扁桃体は味覚の中枢でドーパミン作動性ニューロンの

集約する場所であり，いわゆる快楽中枢，欲求を満たし希求行動を伸ばし自我と愛着の基礎を作る要である[3]．自我や愛着同様，味覚も多くが3〜5歳頃までに完成する印象である．逆にこの時期までに味覚が発達しないと重篤な味覚障害を呈するケースを経験する．味覚は先天的なものではなく後天的なもの，つまり楽しい体験の積み重ねから育まれる．味を楽しめるよう，早期からの摂食に取り組みたい．経管栄養でも「この子は食べられない」というレッテルを貼らずに，摂食を楽しめるよう前向きに取り組む姿勢を支援することは，成長と発達を支えるという観点からも重要と思われる．

　子どもの成長発達は，水分やカロリーの摂取量だけで決まるのではない．NPPVをつけるなどして子どもの呼吸状態が改善すると急に体重が増える場合があるように，同じ量を摂取していても，その子の成長は日々の呼吸の安楽さ，過度の緊張や痛みの有無など，さまざまな要因の影響を受ける．望ましい量がとれない場合や，とった栄養が有効に使われていないと思われる場合，何らかの苦痛がその一因となっていないか考えることも忘れないようにしたい．また，ともすると「とらなくてはいけない」になりがちな栄養を「とれるといいな」「とれてよかった！」に転換していくことは，児の成長と発達はもちろん，介護疲労が強い障害児育児の行き詰まりを防ぐ上でも非常に重要である．無機的な栄養管理から人生を豊かにする栄養ケアへという視点の転換は，在宅でのケアを成功させる大きなポイントではないだろうか．

文　献

1) Leite AM, Linhares MB, Lander J et al：Effects of breastfeeding on pain relief in full-term newborns. Clin J Pain. 2009；25（9）：827-32.
2) Oddy WH, Li J, Robinson M et al：The Long-Term Effects of Breastfeeding on development. Contemporary Pediatrics. Öner Özdemir（edt）p.57-78. InTech, 2012.
3) 山本隆：扁桃体と味覚．神経研究の進歩．1999；43（5）：694-700.

〔戸谷　剛〕

COLUMN

ケトン食療法とケトンミルク

　難治てんかんに対し，ケトン食療法は有力な治療法であることが認められつつあり，ことに抗てんかん薬が無効な特殊な代謝異常を基礎疾患にもつ例では，ケトン食療法は唯一の治療法となっている．

　乳児に対してはケトンミルク（ケトンフォーミュラ）を主に用いてケトン食療法を行うことが可能で，年長児へのケトン食療法においても，ケトンミルクは食材として利用される．ケトンミルクは，国の助成事業として無償で提供される「登録特殊ミルク」となっており，医師が恩賜財団母子愛育会の特殊ミルク事務局へ申請をすることで入手できる．

　ケトンミルクその他の先天性代謝異常症への特殊ミルクについて，および申請方法の詳細については http://www.boshiaiikukai.jp/milk.html を参照．

　代謝産物にはケトンと非ケトンがあり，脂肪は9割が代謝されケトンになり，蛋白質は約5割がケトンになり，炭水化物はほとんどケトンにはならない．ケトン食療法では，これを念頭において，脂質と非脂質の割合を3:1～4:1に調整する．ただし，蛋白質は，摂取必須量を下回らないようにして，食事内容を決める．蛋白質の必要摂取量は，1 g/kg（体重当たり）．乳児は蛋白質の必要量が高く，1.5 g/kg（体重当たり）となる．

〔戸谷　剛，前田　浩利〕

13 小児の水分・栄養管理をマスターする ②哺乳・摂食・嚥下機能の獲得・維持を目指す

> 高齢者は一般に摂食・嚥下機能が徐々に失われていきますが，小児は逆に機能を獲得していく過程にあります．重症児が摂食・嚥下機能を獲得することの意義と発達の過程，重症児の特徴や抱えている問題，アプローチの実際などについて解説します．

　小児の哺乳・摂食・嚥下障害と成人症例を比較した時，大きな相違点の一つは「成長と発達」への関与であろう．全身状態，解剖学的形態，呼吸状態，全体的運動機能，知的能力，意欲などによる摂食・嚥下機能への影響は年齢問わず共通で，摂食・嚥下機能障害によって栄養障害，呼吸機能障害，全身状態悪化がもたらされることも同様だが，小児においては哺乳・摂食・嚥下機能があらゆる時期の身体成長，全体的機能発達と密接に関連し，成人に至るまで日常生活全般に大きな影響を与える．そのため小児では児の全体的成長・発達との関連を常に考慮しながら評価・治療を継続する必要がある．

A 小児における哺乳・摂食・嚥下機能の意義

（1）栄養摂取
　哺乳や摂食は生命維持や成長に必要な栄養摂取として重要であるが，児の発達を考慮すれば覚醒状態の維持や身体活動のためのエネルギーの供給と，機能的発達を保証する脳の成長を促す準備としての視点も必要である．

（2）精神的・情緒的安定の獲得
　空腹感を満たし，視覚・嗅覚・味覚による楽しみの享受により精神的・情緒的満足を得られる最初の経験であり，その後の発達における自己肯定感を育む機会となる．

(3) 言語発達を含めた社会性の発達

小児では哺乳や食事を通して母子関係が緊密になり，信頼が育ち，社会性が発達する．また哺乳運動が口腔構造の構築と口腔・顔面運動機能の発達を促し，言語獲得の準備となる．

(4) 全身的運動・感覚・認知発達の出発点

哺乳運動は運動発達における定頸の最初の準備となる．また通常は，抱っこによる授乳やゲップが重力をより垂直に受ける機会となり，哺乳運動は口腔構造の構築のみならず，顔面・頭蓋形成にも影響を与える．また新生児期，口唇は最大の感覚器官であるが，対称位での哺乳運動が口・目・手との出会いおよび協調動作のきっかけとなり，将来的に身体正中軸を知り，身体図式を育て，自身の身体への気づきと左右・前後・上下などの認識を育てる準備となる．

B 哺乳・摂食・嚥下機能の発達過程

哺乳・摂食・嚥下機能の発達は吸啜機能から咀嚼嚥下機能への移行の過程であるが，これには口腔・咽頭部の形態的成長，中枢神経系の発達を基にした全身運動機能の発達と，感覚的成熟，呼吸機能の発達，知的発達が補完的に関与している．

新生児期は探索—吸啜—嚥下反射により舌の前後運動のみで哺乳するが，これは①歯が生えておらず歯槽堤・口蓋が低い，②閉鎖腔を作りやすくするため頬部内側に脂肪床が存在する，③舌が口腔容積と比し相対的に大きく口腔内で動ける範囲が狭い，④口蓋中央部に乳首が収まる吸啜窩が存在する，⑤喉頭が高位に位置し誤嚥しづらく鼻呼吸しながら嚥下可能，⑥常に開口位であるが乳房で密着し安定するなどの構造的条件の中で舌は前後にしか動けず，外舌筋による吸啜反射運動が有効に作用するからである．

3～4か月になると口腔容積の増大とともに舌が自由に動ける空間ができ，舌の律動的上下運動により内舌筋が発達し舌尖が形成され，下顎と舌の分離した運動が可能となるが，まだ機能的ではない．またこの頃から頸部が安定し目・手・口の協調動作が発達し，指しゃぶりや玩具舐めも始まる．これにより口腔周辺の触覚刺激に順応し，一連の口腔反射活動が分断

され，多様な運動が可能となる．

5か月以降は定頸とともに下顎の上下運動が安定し，口をしっかりと閉じられるようになる．同時に重力に逆らって舌尖を上顎の口蓋ひだ部に押しつけ，舌の上下運動で固形の軟食をすりつぶす munching での離乳食の摂取が可能となる．

7か月では頸部・体幹の側方への立ち直り能力が成熟し，口腔内では舌を使って食物を側方へ移動できるようになる．その舌の側方運動が下顎の側方偏位を導き，臼歯部歯肉での玩具噛みの経験を経て下顎の回旋運動による咀嚼機能を獲得していき，2～3歳で完成する．

以上のように哺乳・摂食・嚥下機能は児の身体成長，全体的運動発達，感覚的成熟とともに発達するため，口腔周辺のみに限局した評価に捉われない視点が重要である．

C 重症児の哺乳・摂食・嚥下機能障害の特徴と問題点

(1) 全身状態との関連

重症児の哺乳・摂食・嚥下障害の原因として①解剖学的形態異常，②姿勢筋緊張異常に伴う全身的運動障害，③口腔・顔面運動機能障害，④呼吸障害，⑤感覚障害，⑥知的障害などが挙げられるが，これらは単独で存在せず，複数の要素が発達の中で相互に影響を与え合うため，原因の整理と解釈，時間的経過における発達の予測が重要となる．特に小児において哺乳・摂食・嚥下障害を示す病態は，呼吸障害，姿勢筋緊張異常による運動障害，感覚障害と密接に関連する．

呼吸機能と哺乳・摂食・嚥下機能は常に同時に考慮されるべきであるが，それは①気道を食塊が通過するという解剖学的特徴，②呼吸を停止した状態で嚥下するという生理的機能，③哺乳・摂食・嚥下機能障害が呼吸障害に直結するという病理的要因による．小児では，呼吸機能が十分発達しておらず重篤で慢性的な呼吸不全状態を呈する児が多い．安静呼吸が実現できなければ姿勢筋緊張を高め，感覚過敏性が増悪し，哺乳・摂食・嚥下機能に影響する．呼吸窮迫状態では嚥下性無呼吸ができず，安全な口腔・咽頭内食塊移送が妨げられる．また，常に上気道喘鳴が聞かれ頻回に吸引性肺炎に罹患する児は，経口摂取が生命予後に直接悪影響をおよぼす．

筋緊張異常があるとリラックスした座位姿勢の保持，頸部の安定性，口腔・顔面の自由な運動性が阻害され，嚥下運動が困難となる．定頸が不十分で下顎後退や舌根沈下が進行する例では上気道通過障害による閉塞性換気障害を示し，呼吸困難がさらに筋緊張異常を助長する．この悪循環で努力性呼吸が続くと，特に口腔・顔面周辺を中心とした全身の感覚過敏が増悪するが，問題となるのは感覚過敏が過緊張をさらに強め，異常な運動反応に結びつくことである．過緊張は多く過伸展を伴う頸部の非対称な回旋を強め，下顎の偏移や咬合不全を呈する．頸部の非対称性は脊柱側彎症発症の大きな誘因ともなり，拘束性換気障害も加わる．

（2）可変性

　嚥下造影 videofluorography（VF）検査は誤嚥の有無，嚥下・誤嚥状況を確認する目的で実施されるが，重症児では僅かな姿勢の変化や介助の有無により大きく検査結果が異なるため，ビデオ撮影映像も同時に見ながら，できる限りいろいろな姿勢で検査すべきである．それにより①姿勢による上気道の構築的変化と嚥下運動との関係，②外部操作による嚥下動態の変化と誤嚥への影響，③姿勢による水分処理状況の確認と日常生活におけるポジショニング姿勢の検討，④味見程度の経口摂取が可能となる条件の設定，などの情報を得ることが可能である（図 13-1）．

　VF 検査では，嚥下動態，誤嚥状況は毎回異なる結果を示す例が多い．影響を与える条件として姿勢，頸部・体幹角，食形態，1 回量，使用器具，介助の有無などの要素が挙げられるが，これらの条件の組み合わせにより

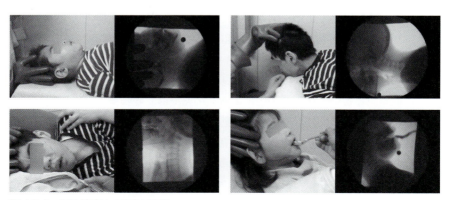

図 13-1　VF 検査とビデオ映像

検査結果は大きく異なってくる．経験的には水分の誤嚥率が高く，1回量が少ないほど安全で，腹臥位が最も誤嚥率が低い症例が多かったが，法則性を断じるのは危険である．継年的に見ても摂食・嚥下機能は顕著に変化し，改善・悪化を含め VF 検査の結果は毎回異なり，加齢とともに機能低下が見られる例が多い．そのため，食事介助中は一口ごとに嚥下状況を確認しつつ，慎重に対応する必要がある．また VF 検査の結果から silent aspiration（静かな誤嚥）が低年齢から予想以上の高率で確認される例が多い．

（3）経管栄養依存症の予防

出生時より経口摂取が制限されたり，禁食を余儀なくされてきた児は経口摂取を許可されても摂食に強い拒否を示し，経管栄養から離脱できない状態に陥ることがある．これを仮にここでは経管栄養依存症と呼ぶ．口腔運動には異常がなく指しゃぶりも上手に行うが，逆に自身の指以外の感覚刺激を受け入れられず，口唇・口腔内の感覚刺激に対する閾値が低いことが多い．栄養チューブ挿入や口腔・鼻腔吸引の恐怖と不快感，顔面へのテープ固定，食物が咽頭内に入ってくる経験の不足による咽頭粘膜の過敏性を伴った嚥下反射の遅延や嘔吐反射の誘発といった原因が考えられる．経管栄養依存症に対しては，その発症を予測して早期より予防的に関与することが最も重要であり，経管チューブを使用し始めた時からアプローチを開始すべきである．同時に清拭や更衣，歯磨きなど，日常生活のケアにおいても常に感覚刺激に配慮した取り組みが必要となる．

（4）口腔構造構築への影響

乳幼時期からの口腔・顔面運動機能障害は口腔構造構築に影響を与え，将来，解剖学的形態異常を引き起こし，哺乳・摂食・嚥下障害を増悪させる原因となる．頸部の非対称な伸筋スパズムによる顎関節の脱臼，口輪筋の低緊張により開口状態が継続することによる狭窄歯列や狭口蓋，舌突出による開咬，口呼吸による口唇閉鎖不全の結果による上顎前突，下口唇を咬むことによる下顎前歯の舌側傾斜などが見られる．これらは加齢とともに下顎・口唇・舌の運動を制限し，摂食・嚥下機能を低下させる．

（5）食内容の検討

食物の性状は水分が最も誤嚥率が高く，とろみ状が最適と言われているが，般化することは危険で症例により異なる．食塊移送に大きな問題があ

り，下咽頭部に貯留した食物によって誤嚥を引き起こす児では，水分のみ誤嚥なく嚥下可能な場合もある．また離乳食に多く見られるきざみ食は，元来知的発達に障害がある児の丸呑みに対応する食形態である．食塊形成に問題のある症例では嚥下はさらに困難となるため，均一な粘稠形態を選択することが望ましい．さらに近年食物アレルギーをもつ児が急増しており，事前の十分な検査が必要である．

D 重症児の哺乳・摂食・嚥下障害に対するアプローチの実際

　理学療法士として哺乳・摂食・嚥下機能障害に関わる意義を表13-1に示す．前述したように重症児の哺乳・摂食・嚥下障害の原因は種々の問題が複雑に影響しているため，個々の項目の評価と，その関連の解釈が重要となってくる．また哺乳・摂食・嚥下機能は変化しやすく，長期にわたる対応が必要なため，早期から関わることが重要である．呼吸状態は哺乳・摂食・嚥下機能に直接影響を与えるが，運動機能の準備として関与するのは頸椎の運動性と脊柱側彎変形，股関節脱臼の有無・程度である．これは摂食場面以外の腹臥位姿勢などで準備する必要がある．

　重症児に対するアプローチは，まず間接的アプローチが主体となる．全身のリラクセーションの準備と哺乳・摂食に適した姿勢コントロールとしての座位姿勢の保持，下顎の閉鎖を前提にした鼻呼吸の確立，さらに腹臥位を中心とした日常生活における姿勢の工夫により，唾液の気管内流入が原因となる呼吸促迫状態の軽減を図り，直接的アプローチを開始する前提条件として，安静呼吸を獲得する．

表 13-1　理学療法士が哺乳・摂食・嚥下機能障害に関わる意義

1．呼吸理学療法の実施による，哺乳・摂食・嚥下機能の準備が可能 　　→摂食前の安静呼吸の準備，誤嚥時・誤嚥後 の呼吸不全状態への対応
2．摂食前の全身リラクセーション，姿勢コントロールが可能 　　→食事姿勢の準備，食事介助法の設定
3．全身的運動発達と関連づけて，哺乳・摂食・嚥下機能への発達援助を行う 　　→定頸，舌の運動性改善，など
4．唾液流入による吸引性肺炎予防のための，日常生活におけるポジショニングの検討

並行して口腔・顔面感覚運動機能に対するアプローチも必要である．児に外界認識・探索のための視覚・聴覚・嗅覚・味覚・触覚・運動覚・前庭覚などに適応する覚醒状態，運動感覚経験が準備されていれば，口腔・顔面に対するアプローチも良好な反応が期待できる．しかし感覚異常が存在すれば経管栄養依存症に代表される拒食や偏食，号泣による呼吸困難や姿勢筋緊張亢進による姿勢保持・摂食運動障害など，哺乳・摂食動作の困難という，より拒否的な反応を示す例が多い．このような例ではゆっくり慎重に，児の反応を十分確かめながら感覚過敏の軽減を図る．口腔・顔面の触覚刺激に過敏性を示す例が多いが，経験的には呼吸困難感や筋緊張亢進状態を伴うことが多い．最も安静呼吸が得られる姿勢をとらせ，末梢より徐々に筋膜をリリースするなど，ゆっくり筋の伸長を図りながら触覚への適応を準備すると適応が早い印象がある．

　オーラルコントロールは下顎の安定を介助しながら，全身的な姿勢と頭部の位置関係を調整し，口腔・顔面の運動性促通と感覚過敏性軽減，安静呼吸を促す治療手技であり，日常場面における介助方法である（図13-2）．具体的には①下顎操作により口唇を閉鎖し舌突出や食物の流出予防を図る，②下顎を閉じることで鼻呼吸を準備し，嗅覚・味覚による食欲を

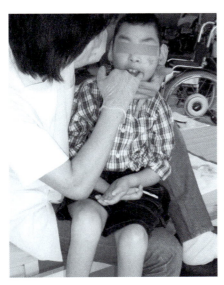 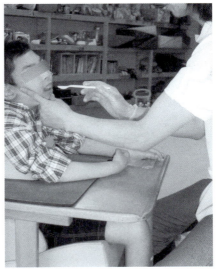

図 13-2　オーラルコントロール

喚起しつつ嚥下時の呼吸停止を実現する，③全身操作により体幹の伸展を促しながら頸部過伸展予防を図り，上気道を開大させ安静呼吸を準備する，④下顎の安定により舌の抑制的安定性，舌尖挙上，舌蠕動運動，咽頭筋蠕動運動の促通を図り，食塊の口腔内移送の向上を図る，⑤舌骨挙上運動と喉頭挙上を容易にするなどの効果が期待できる．

　次に直接的アプローチを行うが，鼻呼吸を基にした呼吸状態，全身の姿勢筋緊張変化とそれが摂食姿勢や口腔・顔面運動へ与える影響，感覚過敏による拒否反応，上気道喘鳴の変化や咳嗽の有無，満足感などに留意し，姿勢の調整や介助法の選択，1回量・食形態を調節しながら食事を進める．個々の症例によりそのアプローチの方法は異なり，その時々によって柔軟に対応すべきである．食事時間の経過とともに疲労により摂食・嚥下運動が困難となる児が多いため，食事量・スピード・食事時間にも留意する．疲労により誤嚥の確率は高くなる．最初は安全を考慮してできる限り1回量を少なくし，能動的な自身の吸啜運動で摂取できるよう舌圧子にガーゼを巻き，水分を少量浸して吸わせることが多い（図 13-3）．オーラルコントロールにより下顎と下口唇の閉鎖を援助し，頸部のわずかな屈曲運動とともに上口唇の下制を待つ．舌突出が見られる例では舌圧子をやや後下

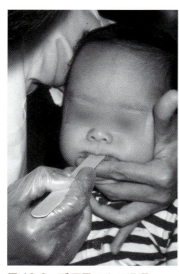

図 13-3　舌圧子による吸啜

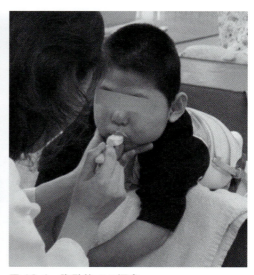

図 13-4　腹臥位での摂食

方へ圧迫を加える．舌運動が弱い例では下顎下部より上方への刺激を加える．VF検査の結果にもよるが，誤嚥のリスクが高い症例では腹臥位もしくは前傾座位で介助する例もある（図13-4）．

　小児においては哺乳・摂食・嚥下機能を「成長と発達」との関連の中で，全体的・発達的視点と予防的視点から捉えることが重要である．哺乳・摂食・嚥下機能の向上は全身状態，運動機能，情緒，意欲，知的能力，社会性を含めた全体的発達を促す反面，呼吸障害，姿勢筋緊張異常による変形・拘縮，感覚障害などに結びつく悪循環を形成し生命予後にも影響を与えるため，全身状態が悪化する前から予防的に対応する必要がある．そのためにリハビリテーションセラピストと積極的に連携し，子どもたちが「安全に，楽に，楽しく，おいしく，きれいに」食べるための支援の輪を構築していただけたらと願う．

〔平井　孝明〕

14 小児の水分・栄養管理をマスターする ③小児特有のデバイスの選び方,使い方

経口栄養が十分にできない児に対しては可能であれば経腸栄養を行いますが,長期に経腸栄養が必要となることが多いので,児のQOLを高めるべくさまざまな医療デバイスについて知っておくことが必須となります.以下に主なデバイスの特徴や適応と使い方,メンテナンスの方法を述べます.

A 経鼻胃管

　特に侵襲的な処置をせずに入れることができ,在宅で患児の家族が挿入することも多い.挿入長を決めておき,胃管挿入後に胃液が吸引されることで胃内に入っていると判断されている場合が多い.なお,長期(4週間以上)経腸栄養が必要な場合には胃瘻,腸瘻などの消化管瘻の造設が望ましいとされている[1]が,現実には年単位で経鼻胃管を使用している児も少なくない.咽頭・喉頭への刺激をなるべく少なくするように細径のカテーテルを選択していることが多いが,あまり細いと投薬の際にカテーテルが詰まってしまう場合がある.

　長期に経鼻胃管を使用している症例では,成長とともに鼻から胃までの距離が伸びていることを考慮して,挿入長も伸ばしていく必要があることを忘れてはならない.また,咳嗽反射がない児では気管内への誤挿入に特に気をつける必要がある.側彎が強いケースや嚥下運動が全くみられない場合には挿入が困難なことがある.

　通常1回注入量を30分～1時間程度で入れることが多い.注入後に白湯またはエアでプッシュして管内をフラッシュし,2週間に1回程度カテーテルを交換する.

B　ED チューブ　elemental diet tube

　胃食道逆流症や胃からの排出遅延のある児では経鼻胃管からの注入では嘔気や嘔吐がみられてしまう．このようなケースでは胃を越えて ED チューブを挿入し，十二指腸または空腸に栄養剤を注入する．挿入の際には透視下に胃の幽門を越えて挿入するが，側彎が強いなどの理由で容易に入らないこともある．また，交換は通常 1～2 か月に 1 回行うが，そのたびに病院で透視下に行う必要があり，再挿入が容易でないために児の上肢の抑制を必要とすることも多く，長期に使用するのはあまり現実的ではない．

　チューブが経鼻胃管に比べて長いため，詰まってしまうこともしばしばあり，薬剤によっては ED チューブからの投与ができないこともある．

　注入に際しては 1 回の注入に 2 時間程度かけることが多く，24 時間持続注入を行うこともある．注入の速度は 100 mL/ 時以下とされている．あまり注入を速くしすぎるとダンピング様症状（発汗，頻脈，生あくび，低血糖，腹痛，下痢など）を起こしてしまう．そのため，経腸栄養用のポンプを使用することも多い．チューブの詰まり防止のために注入後に白湯でフラッシュする．また，1 日に数回 10 倍酢でロックすると管内の細菌増殖が抑えられ，詰まり防止に役立つ．なお，10 倍酢は食用酢（4％ 程度）を 10 倍に薄めて使用するように指導する．薬局で売っている 25％ 酢酸を 10 倍に薄めて使用して消化管穿孔をきたしたという報告がある．1％ 重曹を使う方法も報告されている．

C　胃　瘻

　経鼻胃管を 4 週間以上留置する必要があれば，胃瘻の適応とされているが[1]，内視鏡または腹腔鏡下に，あるいは開腹手術で胃瘻を造設する必要があり，小手術が必要となる．内視鏡下に胃瘻を造設することを percutaneous endoscopic gastrostomy（PEG）という．胃瘻の造設により経鼻胃管が不要となると，咽頭・喉頭への刺激がなくなり，口腔内分泌が減少し，嘔吐反射も軽減されて誤嚥の危険が減少することが期待できる．また，鼻を塞がれないため呼吸にも良い影響があり，経鼻胃管の顔への固

定が不要となるので児の行動制限が緩和される．しかしながら，特に緊張の強い児では胃瘻周囲の漏れで悩まされることがあり，必ずしも胃瘻が福音とならない場合があることを知っておく必要もある．ただし，胃瘻造設後2か月程度であれば，胃瘻カテーテルを抜去すれば胃瘻の孔は自然と閉鎖し，長期に留置していた場合でも小手術で胃瘻を閉鎖することは可能である．なお，胃瘻カテーテルは経鼻胃管より太いため，ミキサー食を注入したり，半固形化療法を行ったりするのが容易となるメリットもある．

　胃瘻カテーテルにはチューブ型とボタン型があり，そのなかにバルーン型とバンパー型とがある(図14-1)．小児では入れ替えの容易さからバルーン型のカテーテルが用いられていることが多い．また，通常胃瘻造設時にはチューブ型のカテーテルを使用し，1～2か月後に初回交換する時にボタン型のカテーテルに変更することが多い．

　胃瘻造設後約1か月は瘻孔形成期であり，腹壁に対して垂直に瘻孔が形成され，瘻孔周囲から胃液が漏れ出ないように管理することが必要である．

　胃瘻カテーテルの交換は，バルーン型は1～2か月に1回，バンパー型は4～6か月に1回程度が一般的である．なお，カテーテルの交換の際に腹腔内への誤挿入の危険があることを認識し，スカイブルー法（交換

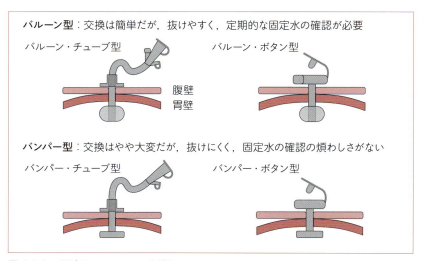

図14-1　胃瘻カテーテルの種類

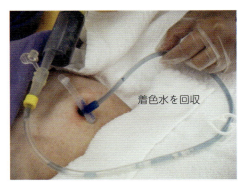

図 14-2　胃瘻交換（スカイブルー法）

前に胃内に 100 倍に薄めたインジゴカルミン液を胃の容量の半分程度注入しておき，交換後にその 1 割を胃瘻カテーテルから吸引できるかを確認する）（図 14-2）や吸引した液が胃液であるかをリトマス紙で調べる，などの方法で，確実にカテーテルが交換できていることを確認する．カテーテルを挿入する時やバルーンを膨らます時にいつも以上に抵抗がある場合には，誤挿入の危険があるので無理をせず，レントゲンや内視鏡（PEG スコープを含む）で確認できる施設に依頼するといった慎重な対応が求められる．なお，交換が難しいケースではガイドワイヤーの付属したキットを用いると，より安全に交換できる．

　胃瘻カテーテルの管理は，バルーン型のものは週 1 回（製品によっては月 1 回）固定水の確認を行う必要がある．また，カテーテルが腹壁に食い込んでいないか，チューブ型のものでは消化管内に引き込まれていっていないかといった点にも気をつける．万が一，胃瘻カテーテルが事故抜去された場合には，少し細めのネラトンカテーテルなどで胃瘻の孔を確保して医療機関を受診してもらうように指導する．そのまま放置すると半日程度でかなり胃瘻の孔が小さくなってしまう．

　胃瘻カテーテルは太いため詰まりにくいが，注入後は白湯を通すようにし，チューブ型のカテーテルでは 10 倍酢でロックして詰まりを防止することも検討する．

　なお，肋弓下に造設された胃瘻が児の成長に伴い，肋弓にかかってしまうとカテーテルの交換が困難になることがある．このような場合には胃瘻の再造設が必要となることがある．

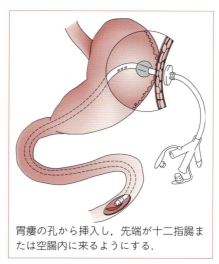

胃瘻の孔から挿入し，先端が十二指腸または空腸内に来るようにする．

図 14-3　PEG-J カテーテル

D 経胃瘻的空腸チューブ

percutaneous endoscopic gastrostomy with jejunal extension (PEG-J)

　胃瘻を造設しても，胃食道逆流症や胃からの排出遅延のある児では胃内に注入すると嘔気や嘔吐がみられ，肺炎の原因となることがある．このような場合に PEG-J を使用するが，PEG-J は 40 cm 程度の長いカテーテルで，胃瘻の孔から挿入し，カテーテルの先端が十二指腸または空腸内に来るように留置して，栄養剤を十二指腸または空腸に注入できるようにするものである．

　空気嚥下が多く，胃の減圧と栄養の注入を同時に行う必要がある場合には，胃瘻＋ED チューブの役割を果たすダブルルーメン式の PEG-J カテーテルが便利である．このカテーテルは，胃瘻のほかにもう一つのルーメンがあって，先端が十二指腸または空腸内に来るように留置して，こちらのルーメンから注入しつつ，胃内は減圧することができる（図 14-3）．

　市販されているほとんどの PEG-J カテーテルはバルーン・チューブ型であるが，ボタン・チューブ型もあり，胃瘻カテーテルの中を通して留置するタイプのものもある．挿入は内視鏡下または透視下に行う．挿入の際には，カテーテルの先端がなるべく小腸屈曲部に来ないようにし，十二指

腸水平脚または空腸起始部に来るようにする．なお，透視下で交換を行う場合には抜去するカテーテルにガイドワイヤーを通しておき，ガイドワイヤーに沿って新しいカテーテルを挿入するようにすると比較的容易にできる．

　交換は1～2か月に1度行う必要があり，その都度内視鏡または透視下で行うのでやや手間がかかる．また，栄養剤は十二指腸または空腸内に直接注入されるので急速に入れることはできず，EDチューブと同様な管理が必要となる．チューブの詰まり防止のために注入後には白湯でフラッシュするが，詰まりを予防するためには10倍酢でのロックが有効である．

E 腸　瘻

　何らかの理由で胃からの注入が困難である場合，または側彎が高度であるなどの理由で胃瘻の造設が困難である場合に腸瘻が造設される．腸は壁が薄く，胃ほど太さのある臓器ではないため，腸瘻カテーテルを伝って腸液が体外へ漏れ出てきやすい．そのため，通常カテーテルが腸管内に入る位置と腹壁を貫く位置との間に距離をとり，その間は腸壁でカテーテルを包んでトンネルを作るようにして造設する（Witzel法）．しかしながら，この方法では先端にバルーンがあるようなカテーテルを留置しにくく，通常の栄養チューブを留置して腹壁にテープで固定して管理することになる．これに対し，最近はボタン型のチューブを留置できるように工夫した方法も提唱されている[2]．

　腸瘻の管理は基本的にはEDチューブと同様で，急速な注入を行うとダンピング様症状をきたしてしまうため，流速を遅くして長時間注入を行うことになる．チューブの交換は1か月に1回程度行い，入りにくい場合には透視下にガイドワイヤーを用いて入れ替えを行う．なお，腸液が漏れると皮膚のびらんが生じるので，注意が必要である．

文　献
1) 日本静脈経腸栄養学会　編：静脈経腸栄養ガイドライン第3版．照林社，2013．
2) Ruiz-Elizalde AR, Frischer JS, Cowles RA.: Button-loop feeding jejunostomy. J Gastrointest Surg. 2009 Jul;13（7）:1376-8.

［田中　裕次郎］

15 小児の水分・栄養管理をマスターする ④逆流防止術

この手術の概要と適応,また術後の在宅診療での留意点などについて,在宅医として知っておくべきことをまとめました.

A 概要と適応

胃食道逆流症がみられる児で,内科的治療(H_2ブロッカーやPPIなどの胃酸分泌抑制薬およびモサプリド®や六君子湯などの消化管蠕動亢進薬)で効果がみられない場合に手術の適応としている.

胃食道逆流症の原因としては,食道裂孔ヘルニアや胃のHis角の鈍化などがある.症状として,嘔気,嘔吐のほかに,胃液の逆流による食道炎の症状として食道出血や食道狭窄が生じたり,徐脈や気管支攣縮を生じたりすることもある.20歳を超えた症例ではBarrett食道癌を生じることもある.

なお,胃食道逆流症の診断には通常胃食道24時間pHモニタリングを行い,食道下部のpHが4以下となった時間の総和が全体の4%以上の場合には胃食道逆流症と診断している[1].

逆流防止の手術は腹腔鏡で行うのが一般的になってきている.心疾患などにより気腹がかけられない場合には開腹手術で行うこともある.腹腔鏡手術では腹部に4〜5か所の1 cm程度の小孔を開けて,そこから腹腔鏡下に,鉗子で操作を行う.腹腔鏡手術のメリットとしては他臓器にほとんど触らずに必要最小限の操作で手術ができ,創も小さいため,術後の疼痛が少なく,回復が早く,術後のイレウスの頻度も低くなるといわれている.ただし,腹腔鏡手術を行うには技量が必要であり,日本では現在も限られた施設でしか行われていない.なお,開腹手術と比べると全体像の把握が難しい傾向にあるので,術前の画像診断による準備が重要である.

手術の内容としては,食道裂孔の縫縮と腹部食道への胃の巻きつけ(ラッ

・食道裂孔縫縮

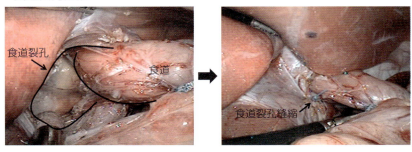

・ラップ形成

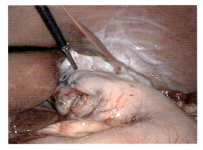
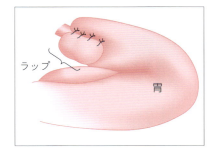

図15-1　逆流防止手術（Nissen法）

プ形成）を行う．腹部食道への胃の巻きつけに関しては，多くの施設がNissen法（胃穹隆部を食道の背側を通して食道に360°巻きつけて固定する）を行っているが（図15-1），ほかにもNissen-Rossetti法（胃と脾臓の間の剥離を最小限にする），Toupet法（胃を食道に270°程度巻きつける），Thal法（食道前壁に180°胃を巻く）などもある．術後は基本的には胃酸分泌抑制薬の内服が不要となるが，胃の蠕動不良がある場合などに消化管蠕動亢進薬の内服は継続となることがある．

B 術後の在宅診療での留意点

（1）ゲップができない

噴門形成術を行った後はゲップができないため，炭酸水を胃内に入れることは控えなければならない．また，空気嚥下が多い児では頻回に胃内容

を吸引する必要があり，特に胃からの排泄遅延がある児では吸引せずに放置しておくと胃破裂を起こす危険もある．なお，空気嚥下が多くて注入に差し障りが出る場合には，PEG-J チューブなどを留置することも検討しないといけない．

(2) 胃残が多い

術後から多くなった場合には，術中の迷走神経損傷の可能性がある．通常は 1 か月以内に軽快するが，軽快しない場合には消化管蠕動亢進薬を長期に内服させる必要があることもある．それでも軽快しない場合には，幽門形成術を追加する必要が出てくることもあるが稀である．

調子が悪い時に，消化管の蠕動が低下し，胃残が多くなることがある．全身状態が悪く，注入が収まらない時には，低血糖にならなければ注入内容を胃の通過が比較的速いイオン水に変更してみてもよい．

胃瘻を造設している場合で，普段から胃残がある程度多い場合もあるが，胃瘻の位置や椎体の位置で，注入液が胃底部に貯まりやすいことが関係していることもある．その場合には胃瘻からの漏れがないようならそのまま注入を続けてもよいが，胃瘻から漏れてくる場合には注入中および直後は右側臥位にするなど十二指腸へ流れやすい体位にするとよいこともある．

胃残が緑色や茶色の場合には腸閉塞を起こしている場合がある．腹部膨満がみられ，腹痛がみられる場合には腸閉塞も疑って，早期に画像診断を行い，治療を開始する必要がある．

(3) 流涎がみられる

噴門形成術で胃の食道への巻きつけが強すぎる（ラップがきつすぎる）と，食道から胃への流れが悪くなり，下部食道に唾液が貯まってしまい，流涎がみられることがある．術前には流涎がみられなかったのが，術後にみられる場合には注意が必要である．上部消化管造影で食道を造影してみると診断がつく．術後早期であれば，炎症の軽快とともに流涎がみられなくなることも多い．術後数か月しても流涎が多い場合にはラップの部分の食道をバルーン拡張した方がよい場合がある．ただし，この処置の際には胃の食道への巻きつけが外れる（ラップが壊れる）危険がある．

術後しばらくしてから流涎がみられるようになった場合には，ラップの部分が縦隔側へ入り込み（wrap migration），食道裂孔にラップがはまり込んだような形になって，食道から胃への通過が極めて不良になっている

こともある．このような場合には再手術が望ましい．

(4) 嘔吐がみられる

術前と同じような症状がみられる場合には，胃食道逆流症の再発の可能性があるので上部消化管造影を勧める．再発の形態としては，ラップの縫合糸が外れている場合と，ラップごと縦隔に偏位している場合とがある．いずれも再手術の適応となるが，筋緊張が強いなど腹圧が高いために再発した症例では，再手術を行っても再々発の可能性が低くない．このような場合には食道胃分離手術という選択肢もある．

(5) 急激な体重増加

胃食道逆流症を手術した後に術前と同様に注入を行うと，胃食道逆流症による食道の炎症などで失っていたエネルギーの分が体重増加に働き，急激な体重増加をきたすことがある．胃瘻が入っている症例でボタン型を選択している場合には，胃瘻カテーテルをサイズアップする必要が生じることもあるので気をつける．

(6) ダンピング様症状

噴門形成を行うことで，胃の容積が小さくなり，胃から十二指腸へ流出しやすくなって，ダンピング様症状をきたす場合もある．また，胃瘻造設を同時に行った場合に，胃の体部が吊り上がり，ダンピング様症状をきたすこともある．注入中に汗をかく，脈が速くなる，低血糖症状がある，おなかを痛がる，下痢が多い，などがある場合には疑われる．この場合は注入速度をゆっくりとしたり，やや左側臥位とするとよい場合がある．また，ゲル化剤，増粘剤を加えて（半固形化療法）胃から十二指腸への流出を遅くしてあげることが有効なことも多い．

(7) Barrett食道があれば定期的な内視鏡フォロー

胃食道逆流症が長期にみられていた年長児においては，逆流防止手術を行った際にすでに下部食道の粘膜が胃粘膜と連続して円柱上皮に置き換えられる前癌病変Barrett食道を形成していることがある．基本的にはBarrett食道は，逆流がなくなっても治ることはないとされており，Barrett食道癌への進行がないかを定期的に内視鏡でフォローするのが望ましい．

(8) 胃瘻のトラブル

胃瘻を同時に造設することが少なくないが，胃瘻のトラブルがあると逆

流防止術を行った恩恵が十分に得られないことがあるので，前項で記載した胃瘻のトラブルが起こらないように管理に努める．

文 献
1) 日本小児消化管機能研究会：24時間食道pHモニタリングのガイドライン—検査法とその評価の標準化—. 小児外科. 1997；29：1260-1263.

〔田中　裕次郎〕

16 小児の水分・栄養管理をマスターする
⑤医療保険利用上の留意点

> 小児の在宅医療では，経管栄養の保険請求が認められている点が成人の在宅医療と異なります．

　胃瘻・腸瘻や鼻腔からの経管栄養（以下，経管栄養）を受けながら在宅で暮らす小児が増えてきている．2012年度の診療報酬改定において，在宅小児経管栄養法指導管理料が定められた．在宅小児経管栄養法指導管理料を算定した医療機関は，必要な物品や消耗品を供給しなければならず，在宅療養指導管理材料加算（後述）や薬剤料，胃瘻カテーテルなどの特定保険医療材料以外は別にその費用を算定することはできない．

　この指導管理料により，従来は成分栄養（エレンタール®）や消化態栄養剤（ツインライン®）などしか投与できない症例にのみ算定できた在宅経管栄養法用栄養管セット加算を，ミルクや通常の経腸栄養剤などを用いた経管栄養であっても算定でき，医療機関は必要な物品や消耗品を十分に供給できるようになった．ここでは，小児の経管栄養における医療保険上の留意点について述べる．

A 在宅医療の診療報酬

　一般に在宅医療における診療報酬は，大きく①診察料，②各種の在宅療養指導管理料，③在宅療養指導管理材料加算（以下，管理材料加算），④在宅時医学総合管理料，⑤検査や投薬，注射，処置，⑥文書料，⑦ターミナルケアに分けることができる（表16-1）．このうち，②の在宅療養指導管理料は，主たるもの1つしか算定できないが，③の管理材料加算は該当するものはそれぞれ算定することができる．以下例を挙げて述べる．

B 6歳・胃瘻からの経管栄養

　胃瘻からの経管栄養が必要な6歳児に在宅医療を行った場合の1か月分の診療報酬を例示する（表16-2）．ここでは，機能強化型の在宅療養支援診療所（病床無）から，処方せんを発行（院外処方）して，一般の自宅に月2回の定期訪問を行い，24時間体制を確保した場合で，検査や処置などは行わず，臨時の往診や看取りも行わなかったと想定する．

　在宅療養指導管理料とその管理材料加算は月1回に限って算定できるが，ここでは在宅小児経管栄養法指導管理料1050点と，在宅経管栄養法用栄養管セット加算2000点が算定されている．在宅療養指導管理料は，患者または家族などに対して，医師が療養上必要な注意および指導を行った上で，患者の医学管理を十分に行い，かつ，各在宅療養の方法や注意点などについて指導を行い，併せて必要かつ十分な量の衛生材料又は保険医

表16-1　在宅医療の診療報酬の仕組み

①	診察料（往診料，在宅患者訪問診療料など）
②	在宅療養指導管理料（1種類しか算定できない）
③	在宅療養指導管理材料加算（それぞれ算定可能）
④	在宅時医学総合管理料（在医総管・24時間体制を確保）
⑤	検査，投薬，注射，処置
⑥	文書料（診療情報提供料，訪問看護指示料など）
⑦	ターミナルケア（看取り加算など）

＊イメージしやすいように分けた参考例である

表16-2　胃瘻からの経管栄養が必要な6歳児の診療報酬

在宅患者訪問診療料（同一建物居住者以外）	833点×2回	①
在宅小児経管栄養法指導管理料	1050点	②
在宅経管栄養法用栄養管セット加算	2000点	③
在医総管（機能強化在支診等）（病床無・処方せん有・同一建物以外）	4600点	④
訪問看護指示料	300点	⑥
合計	9616点	

療材料を支給した場合に算定する．

　在宅小児経管栄養法指導管理料を算定する医療機関は，鼻腔カテーテル，衛生材料（脱脂綿，ガーゼ，絆創膏など），注射器（栄養剤や薬剤注入用），バルーン型の胃瘻の場合はバルーン内の水の確認に用いる精製水や注射器などを供給する．注入用の注射器はすべりが悪くなると注入しづらいので，十分量の供給が望ましい．また，在宅経管栄養法用栄養管セット加算においては，胃瘻につなぐ栄養管セットやイルリガートルなどを供給する．

C　6歳・人工呼吸器，胃瘻からの経管栄養

　次に，陽圧式の人工呼吸器を装着し，胃瘻からの経管栄養が必要な6歳児に在宅医療を行った場合の1か月分の診療報酬を例示する（表16-3）．その他の条件は，最初に述べた例と同様とする．

　ここで注目すべきことは，在宅人工呼吸指導管理料2800点とこれに関連する管理材料加算である人工呼吸器加算（陽圧式人工呼吸器）7480点が算定されていること，そして，在宅小児経管栄養法指導管理料が算定されていないのに，これに関連する管理材料加算である在宅経管栄養法用栄養管セット加算が算定されていることである．

　重症児においては，経管栄養以外にも，人工呼吸器や在宅酸素など複数の療養管理を受けている場合が少なくない．2つ以上の療養管理を行っている場合には，医療機関は主たる在宅療養指導管理料に限って算定するため，最も点数の高い管理料を算定することが多い．ここでは在宅人工呼吸

表16-3　人工呼吸器を装着し，胃瘻からの経管栄養が必要な6歳児の診療報酬

在宅患者訪問診療料（同一建物居住者以外）	833点×2回	①
在宅人工呼吸指導管理料	2800点	②
人工呼吸器加算（陽圧式人工呼吸器）	7480点	③
在宅経管栄養法用栄養管セット加算	2000点	③
在医総管（機能強化在支診等）（病床無・処方せん有・同一建物以外）	4600点	④
訪問看護指示料	300点	⑥
合計	18846点	

指導管理料を主たるものとして算定しているが，それぞれの指導管理料に関連する管理材料加算は算定可能であるため，在宅経管栄養法用栄養管セット加算が算定できる．なお，在宅小児経管栄養法指導管理料に関連する管理材料加算としては，ほかに注入ポンプを使用する場合に算定できる注入ポンプ加算 1250 点がある．

D どんな場合に在宅小児経管栄養法指導管理料を算定できるのか

在宅小児経管栄養法を行っている入院中以外の患者（別に厚生労働大臣が定める者に限る）に対して，在宅小児経管栄養法に関する指導管理を行った場合に在宅小児経管栄養法指導管理料 1050 点を算定する．

在宅小児経管栄養法について厚生労働大臣が定める要件は，在宅で療養を行っている経口摂取が著しく困難な 15 歳未満の患者，または 15 歳以上の患者であって経口摂取が著しく困難である状態が 15 歳未満から継続しているもの（体重が 20 kg 未満である場合に限る）である．

この在宅小児経管栄養法においては，特に栄養剤の種類は問わない．つまり，ミルクやラコール®，エンシュアリキッド® などの経腸栄養剤，さらに近年注目を集めているミキサー食などを用いる場合も算定が可能となった．

E 20 歳・胃瘻からの経管栄養

胃瘻からの経管栄養が必要な 20 歳の患者に在宅医療を行った場合の 1 か月分の診療報酬を例示する（表 16-4）．その他の条件は，最初に述べた例と同様とする．

大人になると，状態が同様であっても診療報酬は少なくなる．15 歳以上で新たに経管栄養を導入した患者や，すでに小児期に経管栄養を行っていても 15 歳以上となり体重が 20 kg 以上となった患者は，厚生労働大臣が定める要件に合致しない．在宅小児経管栄養法を算定できないと，関連する管理材料加算である在宅経管栄養法用栄養管セット加算も算定できない．では，表 16-4 の診療報酬のどこに，これらの物品や消耗品の費用が入っているかというと，在宅時医学総合管理料（在医総管）に含まれてい

表 16-4　胃瘻からの経管栄養が必要な 20 歳の患者の診療報酬

在宅患者訪問診療料（同一建物居住者以外）	833 点×2 回	①
在医総管（機能強化在支診等）（病床無・処方せん有・同一建物以外）	4600 点	④
訪問看護指示料	300 点	⑥
合計	6566 点	

る在宅寝たきり患者処置指導管理料が相当する．

　在宅寝たきり患者処置指導管理料 1050 点は，在宅における創傷処置などの処置が必要な寝たきり患者に対して請求できるもので，褥瘡の処置，痰の吸引，留置カテーテル設置や鼻腔栄養なども含まれている．処置の範囲は広いが，**在宅時医学総合管理料には在宅寝たきり患者処置指導管理料が含まれており，別に算定できないことになっているため**，医療機関側としては持ち出しにならないように物品の供給には限度を設けることが多い．

　在宅小児経管栄養法指導管理料は，これまで物品の不足分を自費で購入してきた利用者と，在庫を抱えるリスクを負いながら物品を供給してきた医療機関の負担軽減につながっている．しかし，大人になった場合の課題はまだ残る．

　大人になっても，物品などの供給を十分に受けるためには，現時点（2014 年 4 月改定時点）では，在宅成分栄養経管栄養法指導管理料 2500 点を算定できるように，成分栄養（エレンタール®）や消化態栄養剤（ツインライン®など）を投与する方法があり，この場合，在宅小児経管栄養法指導管理料に関連するものと同様の管理材料加算を算定することができる．

　今後は，患者の QOL の向上を目指してさまざまな栄養を経管栄養として用いる場合にも，十分な物品などが供給されるような体制が望まれる．

〔髙橋　昭彦〕

17 家族の想いを理解してコミュニケーションをとる

> 障害や重い病をもった子どもの親は，親を介護する子どもや配偶者を介護する人にはない苦しみをもっています．それは子どもの障害や病気に対して強い自責の念や，子どものことは何もかも自分がやらなければという思い，孤立感などです．小児の在宅医療では，両親特に母親のそのような想いを理解して関わることがコミュニケーションの前提となります．

　患者の家族というと，成人を対象としている在宅医療の中では多くの場合，子どもや嫁，配偶者といった主介護者が想起される．私たち医療者は彼ら『家族』をケア者の一人としてとらえており，患者の医療やケアについて一緒に長く関わっていると，同志のような，戦友のような思いに至ることもある．それは，患者やその病に対する思いが，私たち医療者と家族とがほぼ同じレベルにあるからだ．同じように患者の苦痛を取り除きたいと思うし，同じように患者によりよいケアを提供したいと思う．

　一方で小児をケアする『家族』は，ほかならぬ親である．障害や病をもつ子をケアする親が配偶者や嫁などの介護者と決定的に違うのは，患児に対して自責の念をもっていることである．親はわが子に苦痛を強いているのは自分の責任だと感じているのである．そのことによって生じる，わが子との距離感やケアの質は医療者には量りきれないこともあるかもしれない．

　そして，ケア者である親は，そうした葛藤の中でわが子のケアに心血を注ぐので，親自身の立場や心身のことを顧みる余裕はなく，精神的にも社会的にも孤立しがちになる．こうした孤立化はさまざまな苦痛を生み，心身の苦痛の連鎖を引き起こす．それは患児にとっても適切なケア環境とはいえない．

　私たち医療者は，患児とその家族が苦痛なく，健やかに命を育める環境

を整える必要がある．親の想いをふまえた上で，親を孤立化させないように配慮していかなければならない．

　その前提として，私たち医療者が心がけることは，これからこの子の味方になること，親とともにその子に寄り添い，伴走者になっていくことを親御さんに伝えることである．それでは，訪問の際にはどのようなことを意識するとよいのか，いくつかポイント別に提案してみたいと思う．

A　はじめまして ―往診が始まる時―

- お子さんが生まれてからこれまでの経過はどうだったか．
  〜両親が子どもとどんなふうに一緒に過ごしてきたか〜
- 病院主治医との関係はどうか．

　こうした情報を両親から直接聞いたり，病院主治医や関係者（訪問看護師，保健師，ホームヘルパー）からも得ることができる．

B　これから ―発育，療育について考える―

- この子はどう育っていくのか
- 小児の基本的知識についてはどうか

　この子の将来をともに話し合えることは両親の安心，信頼につながる．小児の一般知識，成長，発達について学ぶ機会をもつ．小児と成人は解剖学的にはもちろん，疾患，薬物投薬量にも違いはあるが，最も大きな違いは小児においては，心も，身体も，感性も全てが成長し，発達していくということである．障害のあるところ以外，場合によっては障害部位さえも成長，発達を遂げることがある．そのため成長，発達についての基本を理解しておくことは必要で，その上で療育についても考えることができる．病院主治医，保健師，看護師との連携においてでも，この子の成長や発達の様子を知ることができるし，あるいは小児関連のテキストや勉強会，研修会などを利用して知識を得ることもできる．

C 一緒に ―患児との接し方を考える―

- この子とどう向き合っていくのか．

　重症心身障害児の多くは発達障害，精神障害を伴う．親も日々の接し方に戸惑い，悩んでいることが多いと思う．そうした親の思いに寄り添うのも，この子をともに支える私たち医療者の役割である．そして，訪問看護師や教育関係者，保健師など多職種で連携しながら親の不安をキャッチし，課題や問題を共有しながら，チームアプローチすることが大切になる．時にはペアレントトレーニングを利用すると親御さんが自らの対応方法を見直す機会になり，不安を解消できることもある．

D この子を ―最期まで支える体制づくり―

- この子を最後まで支えるにはどうしたらよいか．
- 不自由は多いかもしれない，一緒にいる時間は長くないかもしれないけれど，お母さん，お父さんのことが大好きなのはほかの子と変わらない．生きているからこそ得られること，愛されること，愛すること，この子が少しでも心地よい時間を最後の最期までもち続けられるように，そういう環境をどうしたら整えられるだろうか．

　重症心身障害児も悪性腫瘍の子も成人以上に急変するリスクは高く，予後予測は困難である．そんな不安定な状況の中でも，この子にとって心地よい時間をつくるためには工夫が必要だ．もちろん苦痛を取り除くために，適切な緩和ケアや治療は必要だが，それとともに安定した環境，人との出会い，遊び・コミュニケーション，新しい体験などが大事な構成要素になってくる．これらの要素を整えるには，家族やチームが力を合わせ，心を通わせなければ成し遂げられない．予測困難な中でも，この子にとって大事な目標を考え，それに向かって，ケアスケジュール，生活スケジュール，体験スケジュールを短期的（日にち単位），長期的（年単位の見通しシート）に立てていくとよい（図17-1，2）．

図 17-1　週間スケジュール
記入例は図 19-6，7 を参照　　　　　　　　　　　　　　　　　　　　　　　　　（文献 1）より）

E　支えていきます ─この子が生きたあとも支えていく─

- この子をともに見送ったあとも寄り添う
- 親御さんは，この子が生まれてからこれまで多くの葛藤を乗り越え，孤独や困難と闘ってきた．その分もこの子を精一杯見送ったあともなお，癒えることのない深い悲しみが残る．そして家族皆でこの悲しみを乗り越えなければならない．

17．家族の想いを理解してコミュニケーションをとる

見通しシート	利用者氏名　　　　　様　作成日　　年　　月　　日	
西　暦	
年　齢	
本　人	
治療計画 または経過	
発　達	
その他 （社会的変化など）	
父	
母	
きょうだい	

図 17-2　見通しシート
記入例は図 19-5 を参照　　　　　　　　　　　　　　　　　　　　　　　　　（文献 1）より）

　在宅医として，この子を支えてきたチームとして，両親，家族が次の一歩を踏み出せるよう支えることもまた私たちの役割だと思う（29．参照）．

F　心の通うコミュニケーション

　こうして親と信頼関係を築くことこそ，この子を支える全てのベースになる．チーム皆と，両親，家族と心の通うコミュニケーションをとることが大切である．

文　献
1) 梶原厚子：NICU から始める退院調整＆在宅ケアガイドブック．編著：前田浩利　岡野恵里香 p226 〜 p229：メディカ出版．2013.
・戸谷　剛：子供たちが生まれた地域で育ちゆくために必要なこと（講演会）スライド資料. p6-7；2013.

〔田邊　幸子〕

18 病院小児科医との有意義な連携を目指す

看取りを前提とし主治医として関わることの多い成人の在宅医療と異なり、小児の場合は、在宅に移行した後もそれまでの病院の小児科医と関わりをもち続けます。在宅医が小児科医の考え方や意思決定の仕方を理解して、よりよいコミュニケーションをとるためのポイントを解説します。

A 病院小児科医との連携が重要となる理由

小児の在宅医療患者は、成人の在宅医療患者と共通する点もあるが、以下の理由により、病院小児科医との連携が必要となってくる。この点は、成人の在宅医療との大きな相違点であろう。

- 高度な医療的ケアを必要とする例が多い
- 病院とのつながりが強い
- 成長に伴い、栄養や呼吸管理の内容が病院主導で変更されることが多い

(1) 高度な医療的ケアを必要とする例が多い

NICUを退院し在宅医療に移行する小児患者は、それぞれに医療依存度が高く、在宅人工呼吸、気管切開、経管栄養を必要とする患者の割合は成人と比べて高い[1]。このため、在宅医や訪問看護師だけでは対応できず、緊急入院を必要とする事態がしばしば起こりうる。

(2) 病院とのつながりが強い

このように小児の在宅医療患者は医療依存度が高いため、中核病院以上の規模の病院の外来へ通院していることが多く、訪問診療を受けている例は極めて少ない。居宅の訪問診療を受ける20歳未満の患者数は1428人で、全年齢の患者数34万人の0.1％に満たない[2]。むしろ、NICUを退院した患者は、もともと入院していた病院との結びつきが強い。転居した場合、転居先の中核病院を紹介されることになるが、遠方にも関わらずもとの病院への通院を希望される方がいるほどである。また、地域の診療所

が主治医になったとしても，緊急時の入院を受け入れてもらえる病院を確保しておくことは，家族の安心のためにも重要である．

このため，2014（平成26）年度診療報酬改定より，在宅医療患者の急変時の受け入れ先として在宅療養後方支援病院を届け出た病院（200床以上）は，在宅医の求めに応じて緊急入院を受け入れた時に，在宅患者緊急入院診療加算1（2500点）を算定できることとなった．また，病院医師が在宅医と共同して往診や訪問診療を実施した場合，在宅患者共同診療料（1000〜1500点）を2回まで算定できることとなった．さらに，15歳未満の人工呼吸器を装着した患者，15歳以上でも20 kg未満の人工呼吸器を装着した患者，神経難病等の患者については，500床以上の病院において，在宅医の求めがなくても在宅患者緊急入院診療加算1（2500点）を算定でき，しかも在宅患者共同診療料を1年に12回まで算定できる[3]．このように，病院医師が在宅医と連携することに対して評価されている．

(3) 成長に伴い，栄養や呼吸管理の内容が病院主導で変更されることが多い

子どもは時間とともに成長・発達し病態が変化していくため，内服薬の種類や量，栄養剤の種類や量，人工呼吸器の条件などについては，成人と比べるとこまめな変更が必要になる．その判断の主体は病院医師なのか在宅医なのか事前に両者で取り決めておく必要があるが，少なくとも当面は病院医が行うことが多いようである．変更事項があれば診療情報提供書を通じて病院医から在宅医へ知らせるのが筋であるが，実際には書面を作成せず，家族を通じて在宅医や訪問看護師に伝えられることも多い．このため，設定が変更されたことを訪問看護師とともに情報共有し，疑義があれば病院医師に問い合わせるといった連携が必要になることもある．

B 在宅移行に際してのポイント

在宅への移行に当たっては，退院前に病院スタッフと在宅関係者（診療所，訪問看護師，保健師，相談支援専門員等）との間でカンファレンスを開き，顔の見える関係を構築することが重要である．退院前カンファレンスは病院から呼びかけて実施すべきものであるが，病院からの呼びかけがない場合は，依頼を受けた訪問看護師などから，病院の医療ソーシャルワー

カーにカンファレンスを開くことを積極的に提案したほうがよい．在宅医療の基本は関係者間で顔の見える関係を構築することであり，退院前カンファレンスが関係者の集まる唯一の機会になることが多いが，病院のスタッフは必ずしもその重要性を認識しているとは限らないからである．退院前カンファレンスを開くことによって，診療所は退院時共同指導料1を，病院は当該指導料2を算定することができる．平成28年度診療報酬改定により，前者は900〜1500点，後者は400点と評価が引き上げられている．

　退院前カンファレンスで共有すべき重要な情報としては，児の医学的な病態以上に，①児の病態や予後を家族にどのように説明したか，②日常のケアは何か，③禁忌となる薬・食物・ケアの仕方はあるか，④緊急時の対応方法，⑤家族の事情（両親の勤務状況，きょうだいとその就学状況，祖父母とその介護状況），⑥補助制度の活用状況（身体障害者手帳，療育手帳，小児慢性特定疾病，障害児福祉手当，特別児童扶養手当等）といった情報を確認しておくとよい．

　また，病院のスタッフは患者が居住する地域の事情を知らないことが多いため，この機会に在宅関係者から病院スタッフに地域の事情を説明すると，今後，他の患者に関する連携も取りやすくなる（4章参照）．

C 在宅移行後の小児患者の経過

　小児患者は，脆弱な患者として高齢者と共通している点もあり，決して対応不可能な患者ではない．また，多くの患者は出身の病院とのつながりが強く，その病院の元主治医が健在でいる限り，そこから助言を得ることで対処できることも多い．

　ただ一方で，病院を退院した後でも病院での医療内容がそのまま在宅に持ち込まれることが多く，このために在宅での日常生活行動が制限され，過剰な医療処置が継続されやすい．基本的に，小児の脳は発達し身体は発育して丈夫になるため，退院当初の医療内容を必ずしも継続する必要はない．むしろ，児の状態を適切に見極め，柔軟に必要最小限のケアのあり方を模索することが重要である．また医療的ケアをできるだけ減らすことが児のQOLの向上につながり，外出する機会を増やすことにつながる．こ

のような児の成長やQOLの向上に触れることは，小児在宅医療の醍醐味であると言える．

D 在宅移行後の病院小児科医と在宅医それぞれの役割

在宅移行後における在宅医の役割については，在宅医のキャパシティにもよるが，一般的には下記の①～③が在宅医に期待される．④については病院医師と在宅医とで役割分担を取り決める必要があり，それによって在宅療養指導管理料を算定する保険医療機関が決まる．在宅医にキャパシティがあれば⑤～⑦もやって頂けるとありがたいが，無理せず病院や他の関係機関と連携して補完していくべきものと考えている．

① 予防接種の計画を立てて進める
② 発熱，咳嗽，嘔吐，発疹等に対応するプライマリ・ケア
③ 訪問看護師，保健師，相談支援専門員，児童発達支援センターなど地域関係機関との連携
④ 人工呼吸器設定の変更，経管栄養法の変更，気管切開カニューレ・胃瘻の交換
⑤ けいれんや筋緊張に対する治療
⑥ リハビリテーションや日常生活動作の評価
⑦ 就学，就労へと至るライフプランニングの支援

E 病院でも複数科の継続診療が必要な場合

小児患者が病院を退院した後，通院すべき科は小児科だけとは限らない．気管切開していれば耳鼻科，胃瘻を造設していれば小児外科，VPシャントを留置していれば脳外科，病院のリハビリテーションを継続していればリハビリテーション科など，多くの科を受診しなければならないこともある．また，子ども専門の病院を退院した場合には，児が持つ疾患によって，受診先が小児神経科，小児循環器科，小児内分泌科などに分かれ，小児科1科というわけにはいかなくなる．また，児童発達支援センターに定期的に通うこともあるだろう．これらの通院があまりに頻回なために訪問看護を受けられる日がない，という笑い話もあるくらいである．これら各科の

情報を一元的に把握する主体は家族であり，家族がこれらの医療情報を的確に把握して主治医に伝えることが必要になる．ただ，頻回の受診が必要なのは最初の1～2年であり，児の年齢が長じるとそれぞれの疾病は安定し，病院への定期受診の間隔は広がっていくことが多い．

F 入院依頼時のポイント

　小児患者では，多呼吸やチアノーゼなど呼吸器症状を呈している場合，痰などにより気道が閉塞している可能性があるため，見た目で入院が必要と判断できることが多い．しかし，病院への入院依頼については，高齢者と同様に困難を伴うことはしばしばある．特に，受診したことがない病院に対して患者の入院を依頼する場合，先方の医師から受け入れを敬遠されることが多い．このため，患者が入院を必要とする場合には，病院医師に対して救急患者として扱い，以下の点をプレゼンテーションするのがよい．
　①入院が必要であると考える根拠（主徴）を明確に伝える．
　②患者の年齢，体重，バイタルサイン，アレルギー・禁忌といった基本的な項目を伝え，現病歴は簡潔でよい．
　③元来のADL，主な病名，服薬内容を伝える．
　④経管栄養などの普段のケア内容，既往歴などの細かい付加情報については，家族が入院後に病棟看護師に的確に伝えてくれることが多い．
　また，家族が介護に疲れてくる頃には，早めに数日間の短期入所（レスパイト）を計画したほうがよい．このために，病院や医療型障害児入所施設などのレスパイト先を確保することは重要である．

G 移行期医療の問題

　小児科年齢を超えた15歳以上の患者を小児科医が診療し続けることについては，議論になることが多い．特に入院医療では，小児入院医療管理料が原則15歳未満でしか算定されないために，15歳以上の患者がかかりつけであるこども病院に入院できないという事態が現実に起こっている．ただし，平成28年度診療報酬改定により，小児慢性特定疾病医療費の支給認定を受けている患者は20歳未満まで算定できるようになった．

一方で，小児期からの慢性疾患を家族とともに 20 歳くらいまで診療するあり方を「成育医療」と呼び，小児関連の医師が担うことが相応しいとされている[4]．その後は疾患に応じて成人の科へ移行（トランジション）させるのが適切だが，どのような患者をどのタイミングで移行させるかについての基準はなく，個々の患者に応じて成人の科と協議しながら進めることとなる．一般的な疾患については，13 歳頃（中学校年齢）から将来の成人科への移行を本人と家族に伝え，時間をかけて段階的に移行していくことが推奨される．移行期年齢の在宅医療患者については，小児科医から在宅医へと移行できるよう，地域の在宅療養支援診療所と連携を図ることが課題である．この移行の際には，救急時にどの程度の医療を希望するか，在宅での看取りを希望するかについて，家族とじっくり話す必要がある．

小児在宅医療の患者は医療的ケアが多く，脆弱で，家族に対しても多大な配慮が必要であるため，成人と比べて手間がかかることは否めない．しかし，子どもであるが故に，少しずつ成長，発達することも事実である．この点に着目しながら必要最小限の医療的ケアを目指し，より豊かな日常生活を支援する気持ちで診療すれば，子どもの小さな変化に成長を感じ，明るい展望を感じることができる．ただ，小児在宅医療の患者は，呼吸不全などで突然急変し，手遅れになることも多く，その可能性については家族にあらかじめ伝えておく必要がある．

家族が医師，看護師に寄せる期待は大きく，期待に応えられない面も多々あるが，誠実に対応することで信頼関係を築くことができる．特に，地域の主治医が病院の医師と気軽にコミュニケーションが取れる状態にあることは，家族の安心感を大きく増す．病院をうまく利用することが，小児在宅医療を成功させる秘訣であると言える．

文　献

1) 厚生労働省：平成 25 年度，26 年度小児等在宅医療連携拠点事業
    http://www.mhlw.go.jp/stf/seisakunitsuite/bunya/0000061944.html
2) 平成 26 年度社会医療診療行為別調査　閲覧　医科診療　第 1 表
    http://www.e-stat.go.jp/SG1/estat/List.do?lid=000001134901
3) 診療点数早見表　2014 年版［医科］　医学通信社
4) 2014 年日本小児科学会：「小児期発症疾患を有する患者の移行期医療に関する提言」
    www.jpeds.or.jp/uploads/files/ikouki2013_12.pdf

〔奈倉　道明〕

19 介護保険利用・成人との違いを理解して，訪問看護ステーションを活用する
―医療と福祉をつなぎ地域を作る訪問看護―

> 介護保険をベースとし，介護支援専門員（ケアマネジャー）がケアプランを作成する成人の訪問看護と，小児への訪問看護は制度上異なることも多くある．また，次第に機能が落ちていく高齢者には徐々にサービスを厚くしていく必要があるのに対し，小児では，退院時から安定した在宅生活を確立するまでの導入の時期に最も手厚い支援を必要とすること，訪問回数も多いため複数のステーションとの連携が必要となるケースが多いことなど，支援の特徴も異なってくる．小児においても訪問看護ステーションを有効に活用できるよう，ポイントを解説する．

　小児への訪問看護を積極的に行っているステーションは，まだあまり多くないのが現状である．しかし，在宅生活を送っている子どもたちは，たとえどんな病気や障害をかかえていても地域で生活をし，日々成長をしている存在である．医師による訪問診療がそのような子どもたちの生命の安全を支える支援であるとしたら，訪問看護は，その上で子どもの健康を維持する支援であるといえる．訪問看護・介護などのサービスを積極的に導入していくことは，家族のマンパワーのみに頼ることによる在宅生活の破たんを予防するためにも必要である．

A　訪問看護の概要

　訪問看護には医療機関（病院・診療所など）からの訪問と，訪問看護ステーションからの訪問があり，この項では訪問看護ステーションからの訪問看護について述べる．また，精神科訪問看護は制度上異なることも多いため，本項では取り上げない．小児の場合は40歳未満なので，介護保険ではなく医療保険による訪問看護となる．仕組み理解のキーワードは，表

表19-1 訪問看護の仕組み理解のためのキーワード

キーワード	ポイント
要介護認定	認定されると介護保険の給付が受けられる
40歳未満	介護保険の対象外であるため医療保険を利用した訪問サービスとなる
16特定疾病(表19-2)	該当すれば40歳以上65歳未満でも，介護保険2号被保険者として要介護認定を受けることができる
別表第7(表19-3)	要介護認定を受けていても医療保険を利用した訪問サービスとなる
別表第8(表19-5)	医療保険を利用した場合，訪問制限などがなくなる
訪問看護指示書(図19-1)	医師が訪問看護ステーションに発行することで，訪問看護が行われる
特別訪問看護指示書	訪問看護利用者の急性増悪などにより頻回の訪問看護が必要になった場合，訪問看護指示書を交付している同じ主治医は特別訪問看護指示書を発行できる．指示期間は14日間を限度に月に1回．ただし気管カニューレを使用している状態，真皮を越える褥瘡の状態の者は月に2回交付可能．特別訪問看護指示期間は，ほかのサービスを介護保険で利用し，訪問看護ステーションから提供するサービスは医療保険請求する．毎日複数回訪問や，複数名訪問が可能である
訪問看護計画書(図19-2)	訪問看護指示書の内容を受け，訪問看護ステーションが医師に提出する書類
訪問看護報告書	訪問看護ステーションが提供したサービスについて医師に提出する書類

19-1のとおりである．

　訪問看護ステーションから訪問看護などを提供するには，医師からの訪問看護指示書（図19-1）の交付が必要である．ステーションはそれに対し訪問看護計画書（図19-2）を作成し，毎月訪問看護報告書を提出することになっている．また，これ以外に小児において活用したいのが，ステーションが市区町村に提出する情報提供書である．介護保険による訪問看護の場合，保険者が市区町村なので利用状況を市区町村自体が把握できるが，医療保険はそうではない．このため，本人家族に同意を得て，市区町村に情報提供書を提出することにより，訪問看護ステーションを利用している対象者を把握し，児童福祉法や障害者総合支援法などに基づくサービス提

介護予防訪問看護・訪問看護指示書
在宅患者訪問点滴注射指示書

訪問看護指示期間（平成26年11月 1日～26年11月30日）
点滴注射指示期間（平成　 年　 月　 日～　 年　 月　 日）

| 患者氏名 | A　様 | 生年月日 | 明・大・昭・㊩26年 4月12日（6か月） |

| 患者住所 | ○○市○○ 1-23-45　　　　　電話（ 12 ）3456 － 7890 |

| 主たる傷病名 | 肺動脈閉鎖・右室低形成・気管軟化症・口唇口蓋裂 |

現在の状況（該当項目に○等）

病状・治療状態	日齢24日ブロラック・タウジッヒシャント術施行　日齢84日気管切開・自発呼吸は問題ないが，気管気管支軟化症のために人工呼吸器装着・栄養は胃瘻よりミルク注入，経口哺乳も進めたい。重症児スコアー 24点*
投与中の薬剤の用量・用法	アスピリン 24 mg 分 1
日常生活自立度	寝たきり度　　J1　J2　A1　A2　B1　B2　C1　C2 認知症の状況　Ⅰ　Ⅱa　Ⅱb　Ⅲa　Ⅲb　Ⅳ　M
要介護認定の状況	自立　要支援(1　2)　要介護(1　2　3　4　5)
褥瘡の深さ	NPUAP分類　Ⅲ度　Ⅳ度　　DESIGN分類　D3　D4　D5
装着・使用医療機器等	1. 自動腹膜灌流装置　　2. 透析液供給装置　　③酸素療法（ 0.5 /min） ④吸引器　　　　　　　5. 中心静脈栄養　　　　6. 輸液ポンプ ⑦経管栄養（経鼻・胃瘻）：チューブサイズ　　ミルク 100～120×6回　3か月に1回交換 8. 留置カテーテル（サイズ　　　　　　　　　　　　　　　，　　日に1回交換） ⑨人工呼吸器（トリロジー 100　CPAP5 ） ⑩気管カニューレ（サイズシャイリー NE3.5 ） 11. 人工肛門　　　　12. 人工膀胱　　　　13. その他（　　　　　　　）

留意事項及び指示事項
Ⅰ　療養生活指導上の留意事項：スキンケアによる触覚過敏の脱感作・呼吸状態と嚥下の観察・発達

Ⅱ　①リハビリテーション
　　2. 褥瘡の処置等
　　③装置・使用機器等の操作援助・管理
　　④その他：体重測定／週1回：水分バランス報告：外出支援のマネジメント

在宅患者訪問点滴注射に関する指示（投与薬剤・投与量・投与方法等）

| 緊急時の連絡先
不在時の対応法 | ○○診療所 24時間 365日対応可能 |

特記すべき留意事項（注：薬の相互作用・副作用についての留意点，薬物アレルギーの既往，定期巡回・随時対応型訪問介護看護及び複合型サービス利用時の留意事項等があれば記載して下さい。）
家族が安定するまで毎日訪問をお願いします。父親休日の家族の様子を観察してください。その上で訪問看護の回数などを再度検討していきましょう。11月の1か月間は退院間もないので毎日必要時複数回訪問を計画していただき，介護職への医療的ケアの実施指導を進めて下さい。

他の訪問看護ステーションへの指示
　　（㊵ 有）：指定訪問看護ステーション名　　　　　　　　　　　　　　　　　）
たんの吸引等実施のための訪問介護事業所への指示
　　（無　㊵）：指定訪問介護事業所名　　○○訪問介護事業所　　　　　）

上記のとおり，指定訪問看護の実施を指示いたします。
　　　　　　　　　　　平成 26 年11月1日　　医療機関名　　○○診療所
　　　　　　　　　　　　　　　　　　　　　　住　　所
　　　　　　　　　　　　　　　　　　　　　　電　　話
　　　　　　　　　　　　　　　　　　　　　　（FAX）
　　　　　　　　　　　　　　　　　　　　　　医師氏名　　　　　　　　　　　　印
　　　　　　　訪問看護ステーション　○○　様

図 19-1　訪問看護指示書（A ちゃんの例）
*訪問回数に関わってくるため，重症児スコア，ターミナルである場合などは，必ずここに記載する

訪問看護リハビリ計画書

患者氏名	A様	（男　女）	平成 ○ 年 ○ 月 ○ 日（1歳6か月）
住所	○○市○○ 1-23-45		

認定状況	要介護認定	自立　要支援（1　2）　要介護（1　2　3　4　5）
	障害程度区分	区分（1　2　3　4　5　6）
	認定なし	超重症児

訪問看護指示期間	平成 26 年 11 月 1 日　～　平成 26 年 11 月 30 日

看護・リハビリテーションの目標
・入退院せずに安定して在宅で過ごせる（家族が疲弊せず，前向きに育児に取り組める・この子なりの健康水準を把握できる）
・自分なりのペースで成長，発達できる
・体調を崩すことなく，生活リズムを整えて過ごすことができる

年月日	問題点	目標	解決策	評価
H26.11.1	1) 医療デバイスや環境などによる発達の遅れ	1) 医療デバイスに関するケアを育児的で成長を促すケアに置き換えた看護が提供できる 2) 自分の命を守るために必要なケアであるという前向きなとらえ方ができる 3) 行動制限はあるが，制限の中で遊びこむことが出来るプランをリハとともに作成提供できる	1) 気管切開ケア：NO-GO を教え，褒めて本人に協力させる 2) 感覚統合を念頭においた遊びの手順を考案し，計画的にチームでアプローチする． 3) 活動に合わせた環境整備を行う 4) 看護，リハビリともに手順書を作成して，居宅介護のスタッフにも伝える 5) 情報共有のために担当看護師は意識してマネジメントに取り組む	12月中旬で退院後 3 か月になるのでケア会議を予定している
	2) 四季の変化を初めて体験するリスク	1) 予防接種を適切に受けることができる 2) 体温調節機能を把握し適切に管理できる 3) 適切な環境整備ができる	1) 予防接種のスケジュール表の確認 2) 家族の予防接種のプランを把握する 3) 手洗いうがいの励行 4) 体温測定，末梢冷感の確認 5) 気温差による体調の変化	1 か月ごとに評価
	3) 呼吸，消化機能を成長させる支援を行うためのリスク	1) 人工呼吸器管理が適切に行われる 2) スピーチバルブの指示が安全に行われ成長に繋がる 3) 離乳食が進み消化機能が年齢相応に成長する	1) 吸引環境を整える 2) ねがえり，ハイハイなど移動能力に合わせて人工呼吸機器の管理を変えていく 3) スピーチバルブについては医師の指示通りにプラン（看護リハビリ手順書）を作成し，医師の指示を確認しながら進めていく 4) 加湿に注意する 5) アレルギーは特にないが，皮膚の状態や，呼吸（ゼロゼロが増えるなど）便性に気をつけながら離乳食を進める．離乳食については一般的な注意の範疇でよいとの指示あり 6) 腸内フローラを整える	離乳食の進み具合でその都度評価する
	4) 主に育児を担当する母親が十分な休息がとれない 吸引が必要なので介護スタッフが訪問している間は母が児のそばを離れられない	1) 介護スタッフも医療的ケアができるようになり，家族自身が自分のためにも時間を使うことができる	1) 退院後 2 週目より，吸引指導を開始する 2) 開始前に居宅介護ステーションにて，吸引に対する基礎知識を再確認してシュミレーションを行い，タイムスケジュールの確認をする 3) 退院後 2 か月で，関わるスタッフ全員に指導が終了するよう計画する	2 か月後に評価

図 19-2　訪問看護計画書（Aちゃんの例）

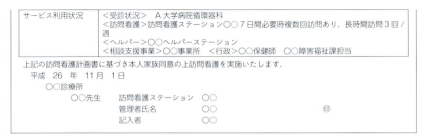

図 19-2　訪問看護計画書（Aちゃんの例）（つづき）

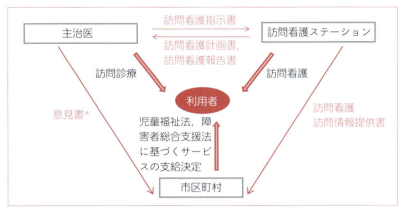

図 19-3　連携ツールとしての書類とサービス提供の流れ

＊介護保険を利用する場合と 18 歳以上で障害者自立支援法を利用する場合，それぞれ介護認定，障害支援区分を決定するにあたり，主治医の意見書を求められるが，18 歳未満の場合は障害支援区分決定をしないため，制度上は，主治医が意見書を求められることはない

供に反映することができる仕組みがあり，ステーションはこの書類を提出することで診療報酬の算定ができる（訪問看護情報提供療養費）．これらの書類のやり取りは，診療報酬にも反映された公的な連携ツールであるといえる（図 19-3）．

B　ケース提示

　訪問看護は医師の指示書があれば，患者の年齢や病気を問わず，すぐに提供可能な支援である．多様なニーズをもつ患者に対応するためには，相談を受けたタイミングでの支援内容の見極めが重要となる．高齢者で介護

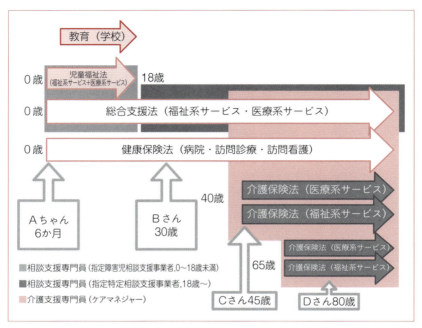

図 19-4　各種支援および調整のキーパーソン

保険が利用できるDさんから，生後6か月で介護保険の使えないAちゃんまで，年齢をさかのぼる形で，4つのケースをみながら，制度利用の仕方や配慮すべき点などを具体的に考えてみたい（図 19-4）．

(1) Dさん 80 歳の場合

65歳を過ぎているDさんは要介護認定を受けることで，介護保険によるサービスを受けることができる．また，介護保険では介護支援専門員（ケアマネジャー）が医療系サービスも介護系サービスも一括してマネジメントする．

今までの暮らし方を尊重しつつ，残された時間をどのようにして穏やかに過ごしていくかが支援のテーマとなる．家族が支えてきた暮らしの部分にゆっくり介入しながら，これから訪れる介護や看護の必要性に備えるための相談である．したがって当初は医療系サービスの訪問診療は月に2回，訪問看護も週に1～2回の利用になる．一方，家事や介護を提供する訪問介護は，家族の介護負担軽減の目的もあり比較的厚いサービス量となる．

なお，平常時は健康を保つ目的で介護保険による訪問看護となるが，点

滴が必要になるなど特別な状態になった場合，医師が特別訪問看護指示書を訪問看護ステーションに交付することで，その指示期間（14日間）のみ，医療保険で訪問看護を利用することが可能となる（表19-1）．医療保険利用の場合は，後期高齢者医療により負担金は1割，自己負担の上限が一般的収入だと12,000円となるが，介護保険と後期高齢者医療の負担金には合算での自己負担軽減の仕組みがあるため，介護保険でほかのサービスを手厚くすることも検討可能である．

(2) Cさん45歳の場合

若くしてがんなどになった場合や，子どものころから障害や疾患を抱え，介護を受けて暮らしてきた45歳などが考えられるが，16特定疾病（表19-2）に該当していれば，2号被保険者として介護保険を利用できるようになる40歳を過ぎているかどうかは，いずれのケースでもポイントとなる．

また，患者の自己負担金については総合的に考える必要がある．子どものころから障害を抱えていた場合はもちろん，そうでない場合も高校生くらいの子どもがいる可能性のある年齢である．教育費の心配などがあり，治療費に困っているかもしれないからである．

もちろん介護保険を利用するかについては患者・家族の選択となる．たとえば若くしてがん末期となり告知していない場合などには，介護保険2

表19-2 介護保険第2号被保険者 16特定疾病

①がん末期	⑨脊柱管狭窄症
②関節リウマチ	⑩早老症（ウェルナー症候群）
③筋萎縮性側索硬化症	⑪多系統萎縮症
④後縦靭帯骨化症	⑫糖尿病性神経障害・糖尿病性腎症・糖尿病性網膜症
⑤骨折を伴う骨粗鬆症	⑬脳血管疾患
⑥初老期における認知症	⑭閉塞性動脈硬化症
⑦進行性核上性麻痺，大脳皮質基底核変性症，パーキンソン病（パーキンソン病関連疾患）	⑮慢性閉塞性肺疾患
⑧脊髄小脳変性症	⑯両側の膝関節または股関節に著しい変形を伴う変形性関節症

表 19-3　厚生労働大臣が定める疾病等【B】特掲診療科の施設基準等・別表第 7

①末期の悪性腫瘍	⑪プリオン病
②多発性硬化症	⑫亜急性硬化性全脳炎
③重症筋無力症	⑬ライソゾーム病
④スモン	⑭副腎白質ジストロフィー
⑤筋萎縮性側索硬化症	⑮脊髄性筋萎縮症
⑥脊髄小脳変性症	⑯球脊髄性筋萎縮症
⑦ハンチントン病	⑰慢性炎症性脱髄性多発神経炎
⑧進行性筋ジストロフィー症	⑱後天性免疫不全症候群
⑨パーキンソン病関連疾患（ホーエン・ヤールの重症度分類がステージ 3 以上であって生活機能障害が II 度又は III 度以上のものに限る）	⑲脊髄損傷
⑩多系統萎縮症（線条体黒質変性症，オリーブ橋小脳萎縮症及びシャイ・ドレーガー症候群）	⑳人工呼吸器を使用している状態

号被保険者の要件である「がん末期」ということが本人に知られたら困るという理由で，介護保険の申請はしないと考える家族もいるので申請に対する支援も必要になる．その場合，医療保険を利用して訪問診療と訪問看護だけが在宅支援チームとして関わることになる．医療保険では 3 割負担であるため高額療養費（70 歳未満の場合は 1 医療機関における自己負担が 21,000 円以上が合算対象）制度を活用する．そのために加入保険組合に限度額適応認定証を申請する．

　一方，介護保険の認定を受けた場合は，訪問介護や福祉用具などは介護保険を利用するが，訪問看護ステーションからの訪問は看護・リハなどの職種を問わず，別表第 7（表 19-3）に該当するため，医療保険で利用することになる．

　また，C さんが子どものころから障害や疾病を抱えていた場合，40 歳という年齢がサービス内容を見直す時期となる．表 19-2 に色文字で示したのは，小児期発症で長期にわたり介護が必要と考えられる重度障害をもつ方が，介護保険の併用でより暮らしやすいプランができると考えた時に，16 特定疾病に該当すると思われる状態像である．介護保険では加齢にと

もなう変化を対象者と考えるために小児期発症者の加齢にともなう変化をどのように捉えるか検討すべきである．訪問看護ステーションからのサービスのみを考えると，医療保険利用では何らかの助成制度の利用で負担金０円の可能性が高いが，介護保険では１割負担になるためメリットはないように思われるかもしれない．ところが２号被保険者となった上でさらに別表第７（表 19-3）に該当すると，訪問看護については医療保険からの訪問が最優先となる．このため，訪問看護ステーションからの訪問の場合も医療機関からの訪問の場合も医療保険で毎日複数回，複数名の訪問などが可能になる上，介護保険で福祉系サービスも介護認定限度額まで使うことが可能になる．また介護保険は加齢に伴う変化に対応できるように制度設計がされている．40 歳という年齢は，老障介護も視野に入れ，別表第７に該当する病名や状態像について検討すべきタイミングといえる．

(3) B さん 30 歳の場合

難病や交通事故などで重い障害をもった方か，小児期からの重い障害または病弱というような方である．40 歳になっていないため訪問看護等のサービスは医療保険を利用することになる B さんだが，各種の医療助成が受けられていると考えられる（表 19-4）．重度障害で医療デバイスが多いと推測されるので，別表第７・８（表 19-3，5）に該当すれば毎日複数回訪問が可能である．

また，これまで医療者か家族しか行ってはいけないとされてきた吸引や経管栄養などの医療的ケアを，介護スタッフが実施できるようになり，B さんのような方の暮らしが広がった．介護スタッフが医療的ケアを実施できるようになるためには，規定の基本研修を受けた介護スタッフに対して医療的ケアの指導（実地研修）を行うように記入した訪問看護指示書を，医師が訪問看護ステーションに交付する必要がある（図 19-1）．訪問看護ステーションによる指導が終わると，訪問介護（介護保険法利用の場合）居宅介護（障害者総合支援法利用の場合）の事業所に対し，医師は医療的ケア実施のための指示書を交付する．これによって，B さんは介護スタッフなど身近な人から医療的なケアを受けられるようになる．

(4) A ちゃん 6 か月

NICU から初めておうちに帰ってくるケースなどでは，出生時から重い障害や疾病を抱え，たくさんの医療デバイスを使用している場合が多い．

表19-4　Bさんの医療費負担

1. 自己負担	医療機関などの窓口で支払う医療費の一部負担金の割合は1〜3割である
2. 医療費助成や公費負担	①重度障害者医療費助成：重度障害児者が，保険診療を受けた場合に，医療費の一部を助成する ②自立支援医療：精神通院医療，更生医療，育成医療自立支援医療受給者証の交付を受ける必要がある ③特定疾患の医療費助成 ④小児慢性特定疾患の医療費助成（20歳まで）

表19-5　特掲診療科の施設基準等　別表第8

①在宅悪性腫瘍患者指導管理若しくは在宅気管切開患者指導管理を受けている状態にある者又は気管カニューレ若しくは留置カテーテルを使用している状態にある
②在宅自己腹膜灌流指導管理，在宅血液透析指導管理，在宅酸素療法指導管理，在宅中心静脈栄養法指導管理，在宅成分栄養経管栄養法指導管理，在宅自己導尿指導管理，在宅人工呼吸指導管理，在宅持続陽圧呼吸療法指導管理，在宅自己疼痛管理指導管理又は在宅肺高血圧症患者指導管理を受けている状態にある者
③人工肛門又は人工膀胱を設置している状態にある者
④真皮を越える褥瘡の状態にある者
⑤在宅患者訪問点滴注射管理指導料を算定している者

　Bさん同様に医療保険を利用した訪問看護となり，各種助成や訪問頻度についてもBさんと同じである．医療的ケアについてもBさんと同様に医師が指示書を交付することで介護スタッフが行うことが可能となる．

　医療保険での訪問看護ステーションの診療報酬をみると，改善すべき点はあるが，在宅移行がスムーズで暮らしが継続するように配慮された仕組みになっている．

　退院調整が進むと病院で退院時支援会議が開催されるため，訪問看護ステーションも参加し，病院スタッフと共同で退院指導を行い，退院時共同指導加算を算定する．また，この時の情報を参考に，Aちゃんの将来を見通し，支援計画を立てることが重要である（図19-5）．退院までに外泊が必要であれば，スムーズな在宅移行を目指して主治医の指示のもと外泊時に訪問看護を提供することができる．退院当日も訪問し退院支援指導加算を算定する．なお，在宅移行時の留意点に，訪問看護指示書はひと月に1か所の医療機関のみ診療報酬の請求となる．退院前の一時外泊に際しては

病院医師が訪問看護指示書を発行する．外泊から同一月の退院となる場合は，在宅医は指示書を発行しても診療報酬算定はできない．

　退院後は，毎日複数回の訪問看護で暮らしを安定させ，介護職も医療的ケアが行えるように指導にあたる．特に配慮すべき点として，気管切開で人工呼吸器を必要とする乳幼児期の子どもの場合，頻回な吸引や，1日6〜8回の経管栄養が必要な場合が多く，母親の連続した睡眠時間は4時間程度あるかないかという状況になってしまうことがある．このため，小児の訪問看護は，高齢者のようにじっくり導入するのではなく，むしろ導入当初，家族の睡眠やきょうだいを支援するためにできるだけ多くの訪問時間を確保して，早く家族が安定するプランニングが必要となる（図19-6，7）．退院当初はできるだけ午前中に訪問して，体調変化をとらえ早めに主治医に連絡して昼間のうちに治療方針が立てられるようにする．夜間に何かあっても24時間対応は可能であるが，家族の安定のためにも予防的に昼間のうちに介入していくことが重要なポイントとなる．

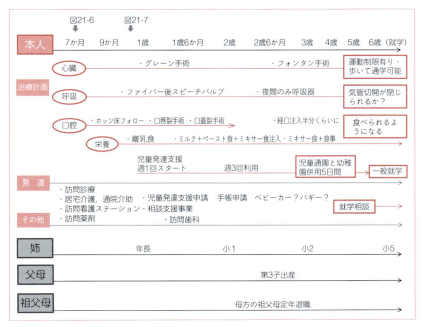

図 19-5　見通しシート
このように未来を予測しておくと，必要な時期に支援をうけることができる

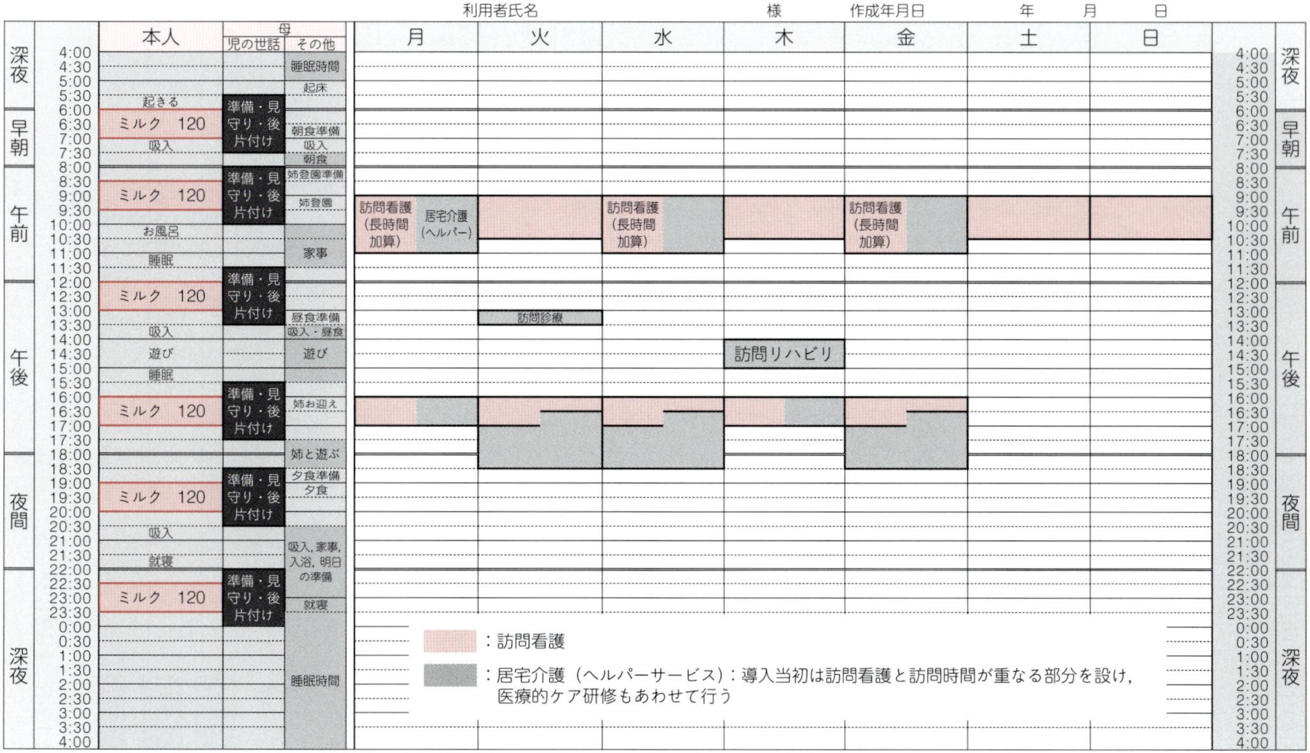

図 19-6　退院直後の週間スケジュール

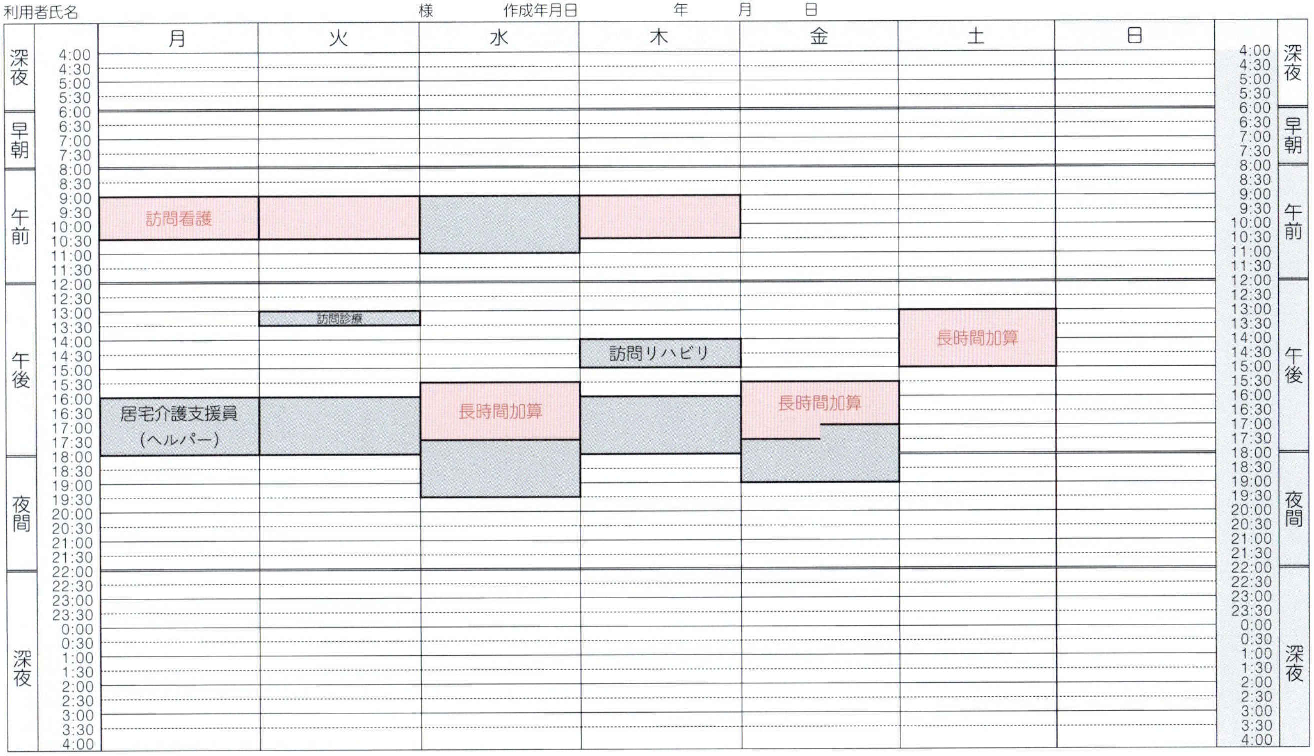

図19-7　退院3〜4か月後の訪問スケジュール

週に1回30分は居宅介護と重なる時間をつくり、医療的ケアを確認する。また、このケースは異なるが、呼吸器などが必要な子どもの入浴には家族以外に必ず2名の人員を確保すること。

19. 介護保険利用・成人との違いを理解して、訪問看護ステーションを活用する

表 19-6 訪問看護の診療報酬

```
医療保険　訪問看護療養費（精神以外）
┌─────────────────────────────────────────────────────────────┐
│ 1  訪問看護基本療養費　Ⅰ                                      │
│   ①保健師，助産師，看護師，理学療法士，作業療法士，言語聴覚士  │
│         週3日まで                              5,550 円       │─D
│         週4日目以降                            6,550 円       │
│   ②准看護師                                                  │
│         週3日まで                              5,050 円       │
│         週4日目以降                            6,050 円       │
│   ③悪性腫瘍利用者の緩和ケア又は褥瘡ケアに係る専門の研修を受けた看護師（管理療養費なし） 12,850 円 │
│                                                              │
│ 2  訪問看護基本療養費　Ⅱ（同一建物居住者で同一日3人以上の訪問）│
│         ※2人までは訪問看護基本療養費（Ⅰ）と同じ報酬         │
│   ①保健師，助産師，看護師，理学療法士，作業療法士，言語聴覚士  │
│         週3日まで                              2,780 円       │
│         週4日目以降                            3,280 円       │
│   ②准看護師                                                  │
│         週3日まで                              2,530 円       │
│         週4日目以降                            3,030 円       │
│   ③悪性腫瘍利用者の緩和ケア又は褥瘡ケアに係る専門の研修を受けた看護師（管理療養費なし） 12,850 円 │
│                                                              │
│ 3  訪問看護基本療養費　Ⅲ　外泊中の訪問看護      8,500 円      │
│   ○特別地域訪問看護加算                     基本療養費の50/100│─A
│   ○緊急訪問看護加算（診療所，在宅療養支援診療所，在宅療養支援病院の指示）2,650 円│
│   ○難病等複数回訪問加算　2回                  4,500 円       │─E
│                         3回以上                8,000 円       │─G, H
│   ○長時間訪問看護加算（90分を超える訪問看護/特別管理および特別指示：週1回，15歳未満の（準）超重症児：週3回）5,200 円│
│   ○乳幼児加算（3歳未満）                        500 円       │
│   ○幼児加算（3歳以上6歳未満）                   500 円       │
│   ○複数名訪問看護加算（1人以上の看護職員との同行）            │
│         看護師等と訪問（週1回）                4,300 円       │─F
│         准看護師と訪問（週1回）                3,800 円       │
│         看護補助者と訪問                       3,000 円       │─F, H
│   ○夜間・早朝訪問看護加算                     2,100 円       │
│         深夜訪問看護加算                       4,200 円       │
│   ●特別訪問看護指示書の訪問（気管カニューレと重度の褥瘡は2回/月│
│         1回は14日間），退院後の訪問の明示                    │
└─────────────────────────────────────────────────────────────┘
                              ＋
┌─────────────────────────────────────────────────────────────┐
│ 訪問看護管理療養費                                            │
│   ひと月の初日                                 7,400 円       │─C
│   22日目以降                                   2,980 円       │
│   ○24時間対応加算（ひと月につき）              5,400 円       │
│     又は24時間連絡体制加算（ひと月につき）      2,500 円       │
│   ○退院時共同指導加算（1回，がん末期等は2回）   6,000 円       │─B
│     更に特別管理指導加算（特別管理加算の対象）   2,000 円       │
│   ○退院支援指導加算（退院日）                  6,000 円       │
│   ○在宅患者連携指導加算（月に1回）              3,000 円       │
│   ○在宅患者緊急時等カンファレンス加算（月2回）  2,000 円       │
│   ○特別管理加算（ひと月につき）                              │
│     ・在宅悪性腫瘍患者指導管理          ┐                    │
│     ・在宅気管切開患者指導管理          │      5,000 円       │
│     ・気管カニューレを使用している状態  │                    │
│     ・留置カテーテルを使用している状態  ┘                    │
│     ・その他                                   2,500 円       │
└─────────────────────────────────────────────────────────────┘
                              ＋
┌─────────────────────────────────────────────────────────────┐
│ 訪問看護情報提供療養費                         1,500 円       │
└─────────────────────────────────────────────────────────────┘
┌─────────────────────────────────────────────────────────────┐
│ 訪問看護ターミナルケア療養費                  20,000 円       │
│   死亡日及び死亡日前14日以内に2日以上のターミナルケア         │
│   24時間以内に在宅以外での死亡含み，介護保険の訪問看護と通算可│
└─────────────────────────────────────────────────────────────┘
```

（文献1）より）

日	月	火	水	木	金	土
29 A8,500 外泊 Ⓐ 訪問看護基本療養費Ⅲ外泊時 8,500円	30 Ⓑ 退院当日訪問した．退院支援指導加算 6,000円 初回の管理療養費に加算・特別管理加算 ＋2,000円＊	退院日 1 D5,550 C7,400 12,950 B6,000＋2,000	8,530 2 Ⓒ 訪問看護管理療養費 月の初日に算定 機能強化Ⅰ 12,400円 機能強化Ⅱ 9,400円 従来型 7,400円 それ以降は一律 2,980円	3 8,530	4 D6,550 C2,980 9,530	5 D6,550 C2,980 9,530
6 D5,550 C2,980 8,530	7 D5,550 C2,980 8,530	8 D5,550 C2,980 8,530	9 D6,550 C2,980 9,530	10 D6,550 C2,980 9,530	11 D6,550 C2,980 9,530	12 D6,550 C2,980 9,530
		Ⓓ 訪問看護基本療養費Ⅰ 5,550円を週に3回，それ以降6,550円				
13 Ⓔ 1日に複数回訪問で2回めに看護師が訪問 4,500円	14 D5,550 C2,980 8,530 E4,500	15 D5,550 C2,980 8,530 E4,500 F4,300 H3,000	16 Ⓕ 1回めに看護師 4,300円が，2回めに補助者 3,000円が複数名で訪問した場合（医療者は週に1回，補助者は制限なし）	17 D5,550 C2,980 8,530 G8,000	18 D6,550 C2,980 9,530 G8,000	19 Ⓖ 複数回訪問で1日に看護師が3回訪問 8,000円
20	21 D5,550 C2,980 8,530 F4,300	22 D5,550 C2,980 8,530	23 D5,550 C2,980 8,530 E4,500 F3,000 F3,000	24 D6,550 C2,980 9,530 G8,000 H3,000 H3,000 H3,000	25 Ⓗ 補助者が毎回同行して複数回訪問（3,000円）で上限いっぱい請求可能	26
27	28	29	30	31		

○訪問看護基本療養費の加算
- 別表第7，第8，特別訪問看護指示期間に該当する者は，毎日複数回訪問が可能．夜間早朝 2,100円，深夜 4,200円の加算あり．90分の訪問看護に連続して行われる訪問看護に長時間訪問看護加算 5,200円の加算
- 小児に特化した報酬 → 15歳未満の準超重症児は長時間訪問看護加算が週に3回すべての訪問看護療養費に加算
  → 乳幼児（6歳未満）1日につき 500円の訪問看護療養費Ⅰ，Ⅱに加算

○訪問看護管理療養費の加算
- 24時間連絡体制 2,500円，24時間訪問対応が可能な体制 5,400円

＊退院前に共同で在宅療養の指導などを行ったとき 6,000円＋2,000円（特別な状態）初回の管理療養費に加算

図 19-8 Aちゃんの利用例
Ⓐ～Ⓗそれぞれは表21-6 Ⓐ～Ⓗに対応

（文献1）より）

医療保険における訪問看護ステーションの診療報酬（精神訪問看護を除く）について表19-6，図19-8に示す．在宅では主治医を交えたカンファレンスに報酬加算が請求できるが，相談支援専門員や居宅介護事業所には報酬がついていない点には配慮が必要である．

　また，訪問回数が多いこともあり，Aちゃんのようなケースでは複数のステーションが訪問する場合が多い．医療デバイスが多い場合や，人の入れ替わりが激しい場合は，支援の方針や手技などの統一が難しいにもかかわらず，図19-4に示したようにAちゃんやBさんのような人にはケアマネジャーのような，医療と福祉を一体的にマネジメントするキーパーソンの制度がないために，高齢者に比べ連携が困難である．システムがない現在は，気がついた人がその人独自の考え方で支援しているのが現状で，ただでさえ時間のない家族は混乱する．Aちゃんを支えていくためには，地域特性を考慮しつつキーパーソンを皆で育てていくことが必要となる．そのキーパーソンとなるために相談支援専門員に大きな期待がよせられている．

C　子どもは家族が育てるのではなく地域が育てるという意識をもつ

　訪問看護ステーションは入院時から関わり，退院後の地域での暮らしを整え，緊急事態にも対応し，家族が地域社会から孤立しないようにして，伴走的に関わり続けることができる．

　小児の在宅支援の重要なミッションは，地域の最小単位である家族を支援して健全な地域を作っていくということである．子どもは自宅から外の世界に出かけて，その家族が社会と繋がっていく素晴らしいチャンスを作ってくれる存在である．家族が地域とつながるチャンスを増やし，一つ一つの命の孤立や孤独を防ぐよう継続的な支援をしたい．

文　献
1) 梶原厚子：小児の訪問看護で使われている診療報酬の現状と課題．小児看護．2014；37（9）：1169-1178．

〔梶原　厚子〕

20 介護保険利用・成人との違いを理解して、ヘルパーステーションを活用する

小児に対応しているヘルパー事業所はまだ数も少ないのが現状ですが、ヘルパーステーションは小児に対してどのようなサービスを提供しているのでしょうか．また、訪問看護との協働関係の実際や、介護保険ではなく障害者総合支援法による給付の位置づけや、移動支援などの特有のサービスについて解説します．

A 小児と成人の居宅介護サービスの違い

　高齢者の居宅介護サービスは介護保険法に基づいて行われる．要介護度認定により、サービスのコーディネートをケアマネジャーが行い、居宅サービス・施設サービス・地域密着型サービスなどが利用できる環境が整備されている．しかし、障害のある子どもたちに対する居宅介護サービスの利用は、それほど普及していない．これは、障害児の居宅介護サービスの認知度が低いことと、体の小さい障害児の介護は家族でできるであろうという、社会的通念も影響していると考えられる．しかし、医療依存度の高い子どもを自宅で養育していくためには、医療だけではなく福祉や教育が関わることが重要になってくる．居宅介護を活用することで、母親の身体的・精神的負担を軽減でき、家庭に笑顔を増やすことができる．小児に関わる介護職は、子どもたちの生活環境を向上させるサポーター的な存在でもある．この章では、障害児の在宅生活における居宅介護サービスの特徴と活用の実際について述べる．

B 小児の居宅介護

　小児に対して提供できる居宅介護サービスは、表20-1のようになっている．

表20-1 小児に提供できる居宅介護サービス

障害者総合支援法に基づく居宅介護事業	
障害者等の居宅において入浴，排泄及び食事等の介護，調理，洗濯及び掃除等の家事並びに生活等に関する相談及び助言その他の生活全般にわたる援助を行う	
サービス内容	身体介護：居宅において，身体介護（入浴，排泄，食事等の介助）を行う
	家事援助：居宅において調理，洗濯，掃除等の家事の援助を行う
	通院等介助（身体介護を伴う場合）：病院への通院等のための移動介助
	通院等介助（身体介護を伴わない場合）

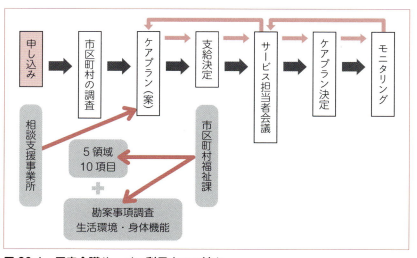

図20-1 居宅介護サービス利用までの流れ

　障害者総合支援法に基づく居宅介護サービスの利用には，いくつかの段階を踏まなければならない．まず，利用を希望する者が居住区の市区町村福祉課などへ介護利用の申請書を提出する．その後，相談支援事業所を介して，相談支援専門員がサービス等利用計画を立て，行政側の自宅調査を経て，支給決定がなされる仕組みとなっている（図20-1）．この時，15歳未満では，医師の意見書や障害程度区分判定がないことが，成人との大きな違いである．さらに，相談支援専門員はこれまで障害児に接する機会も少なく，疾患や障害程度，今後の状態予測などが難しいこともあり，計画相談支援を受け入れる事業所も少ない．また，障害児が居宅介護サービ

スを利用することに，積極的な市区町村とそうでない市区町村があり，地域格差が大きいことが問題となっている．

C 訪問看護師との連携

　居宅介護事業所単独より，訪問看護ステーションと連携し訪問することで，サポートの幅が広がる．福祉職に従事するスタッフは医学的知識に乏しく，医療職に従事するスタッフは障害福祉の知識に乏しい．この2つのサービスが，併設されている同一の事業所で行われるとお互いの知識が補われ，さらに連携することで，よりよいサポートを提供できる．医療が生活の基盤を整備し，福祉が生活の質を向上させるのである．では，どのようなサポートが提供できるのか，対象となる小児の週間スケジュールとともに，2つの事例を示す．

(1) 事例1

時刻	基本日課	月	火	水	木	金
6時	家族起床					
8時	父出勤					
10時	姉登園	ヘルパー	ヘルパー	ヘルパー	ヘルパー	ヘルパー
12時						
14時	児の入浴 姉帰宅	訪問看護／ヘルパー	訪問看護／ヘルパー	訪問看護／ヘルパー	訪問看護／ヘルパー	訪問看護／ヘルパー
16時		リハビリ			リハビリ	
18時						
20時						
22時	父帰宅					
24時	家族就寝					

図20-2　Aちゃんの週間スケジュール

　1歳でNICUより退院したAちゃん．進行性の難病で気管切開術後，人工呼吸器管理中である．4歳の姉を保育園へ送る際に見守りが必要なため毎朝ヘルパーが訪問している（30分）．痰の吸引が必要な際にはヘルパーが行っている*．児の状態が不安定でヘルパーによる見守りが不安な際には，訪問看護師が代わりに訪問することとしている．同一事業所の場合，このように柔軟に対応できる．

午後からは訪問看護師とヘルパーが訪問し，母親と3人で入浴介助を行う．入浴中に身体を支えたり抱っこをするのは母親，アンビューバッグ®で換気するのは看護師，洗身・洗髪とベッドメイキングはヘルパーとなる．このような状況で母親と看護師の2人ではかなりのハイリスクであるが，ヘルパーが外回りをすることで安全性が確保される．入浴後，母親は保育園に姉を迎えに行く．

(2) 事例2

	基本日課	月	火	水	木	金
6時	家族起床					
8時	父出勤					
10時						
12時						
14時	児の入浴	訪問看護	訪問看護	訪問看護	訪問看護	訪問看護
16時		リハビリ ヘルパー	ヘルパー	リハビリ ヘルパー	ヘルパー	リハビリ ヘルパー
18時						
20時						
22時	父帰宅					
24時	家族就寝					

図20-3　Bちゃんの週間スケジュール

在胎24週で出生し，10か月でNICUから退院したBちゃん．慢性肺疾患のため気管切開をしており，頻回の気管吸引と酸素投与が必要である．入浴は，母親と訪問看護師で行う．入浴後，ヘルパーが訪問し，自宅で見守りを行う．ヘルパーは必要時痰の吸引が可能である．ヘルパーの滞在時間（リハビリのある日はその時間も含めて），母親は買い物に行ったり，気分転換のための外出が可能である．

---

* 2012年4月から，「社会福祉士及び介護福祉士法」（昭和62年法律第30号）の一部改正により，介護福祉士及び一定の研修を受けた介護職員などにおいては，医療や看護との連携による安全確保が図られていることなど，一定の条件の下で痰の吸引などの行為を実施できるようになった．

D 自宅からの移動について

　次に医療的支援が必要な障害児の移動について考えてみたい．障害者総合支援法では，居宅介護給付の中に，通院等介助というサービスが存在する．通院のための準備や乗降介助ができるものである．市区町村が必要と認めた場合には，院内における介助時間も通院等介助により認められている．しかし，実際の病院受診などの移動に関しては，母親が運転する自家用車に障害児だけが乗車している状況は極めて危険である．頻回な吸引が必要な児では，運転中に吸引ができないため，呼吸が苦しくなった場合には，車をいったん停めて吸引を行わなければならない．児の呼吸状態悪化の可能性だけでなく，児を気にかけながらの母親の運転も危険である．このような場合，通院等介助で利用する介護事業所の車に，母親と障害児を乗車させ通院の同行をしたり，介護福祉タクシー，福祉有償運送などを利用することで，リスクを回避する配慮も必要となってくる．

　病院以外（児童発達支援事業所や学校など）への移動に対しては，障害者総合支援事業に基づく地域生活支援事業の移動支援事業に，「障害があり，屋外での移動が困難な方に，社会参加などで外出する際の移動の支援を行う」となっているが，市区町村が支給決定を出すケースはまれである．このことも，医療的ケアの必要な児の移動がどんなに困難であるかを考慮せず，前例を踏襲する対応に問題があると考える．東京都世田谷区などは，児童への支給も柔軟に対応しており，他の自治体へも広がっていくことが望まれる．

E 障害があっても暮らしやすい地域へ

　新生児医療や小児医療が進歩した今，以前では助からなかった命が助かるようになった．病院医療の現場では，先天的もしくは救命後に重い障害の残った重症心身障害児が自宅に退院することをゴールと考えてしまいがちである．実際には，退院後に家族皆が揃った新しい生活がスタートする．障害児とその家族にとっては，その船出は不安でいっぱいであろう．その際に，サポート体制を整えることが，送り出す病院には求められる．子どもたちは自宅療養に加え，保育園や児童発達支援，学校などに通い，その

子らしく成長・発達していく．家族の力だけでは困難なことも多いが，先に述べた事例などから，居宅介護サービスを有効活用することで安心安全な生活が送れるようになるのである．障害者総合支援法に基づく市区町村事業では，サービス利用の地域間格差が大きいが，医療関係者，福祉関係者，行政関係者が障害児（者）とその成育環境に対する理解を深め，日常生活および社会生活を総合的に支援できる地域を作っていく必要がある．

〔島津　智之〕

21 療育機関との有意義な連携を目指す

訪問診療の対象となる子どもたちの多くが利用している療育機関とは何をするところなのでしょうか．またその種類や制度，連携のコツなどについて解説します．

A 療育機関とは

「療育とは，障害児の可能性の追求であるとともに，可能性の限界を知ろうとすることでもある．しかし，それでもなお，手を尽くすことによって障害児とその周辺（家族など）に力強い安心をもたらすのが療育なのだ」

これは，北九州市立総合医療療育センター初代所長の高松鶴吉の言葉である．

療育機関は，医療・福祉・教育・行政など地域と連携して，子どもの幸せをともに考えていくところである．

B 療育機関の種類[1]

(1) 医療型入所施設

a) 重症心身障害児施設[1]

重症心身障害児とは，「重度の知的障害及び重度の肢体不自由が重複している児童」であり，重症心身障害児施設は，重症心身障害児を入所させて，これを保護するとともに，治療および日常生活の指導をすることを目的とする施設であり，施設で生活する入所とレスパイトによる緊急一時入所がある．

費用は，世帯の所得状況に応じ利用者負担があり，最大で利用料の1割である．また所得が一定以下の場合，減免措置がある．入所相談は，児童相談所が担当する．外来は，主に障害児・者を診察する．

b）肢体不自由児施設

　肢体不自由児とは，「上肢，下肢または体幹の機能などに障害のある児童で，医学的治療，訓練および生活指導を必要とする児童または筋萎縮症の児童」であり，肢体不自由児施設は，肢体不自由のある児童を治療するとともに，独立自活に必要な知識技能を与えることを目的とする施設である．

　費用は，世帯の所得状況に応じ利用者負担があり，最大で利用料の1割である．また所得が一定以下の場合，減免措置がある．入所相談は，児童相談所が担当する．外来は，主に障害児・者を診察する．

(2) 重症心身障害児・者通所施設[1]

　重症心身障害児・者が対象であり，通所による日常生活動作訓練，運動機能などの低下防止訓練および集団生活訓練を行う．

　費用は，世帯の所得状況に応じ利用者負担があり，最大で利用料の1割である．別途食事などの実費負担がある．通所相談は，市区町村が担当する．

C 療育施設との連携の実際

(1) 療育施設スタッフとの連携－医師・リハビリ－

　障害児・者は，基幹病院・在宅診療所と併用して，療育施設に通院している場合が多い．療育施設は患者さんと家族に寄り添い，「療育」すなわち「生活」をともに考えていく役割を担う．療育施設では，医師は「療育」の視点で診察を行い，リハビリは，子どものもっている能力を引き出し伸ばしていき，生活の質を向上させるために訓練を行う．

　ここでは，療育施設と連携し，療育施設の医師やリハビリスタッフとともに生活の質を向上させるための方法を考えていく．

(2) 療育施設と地域のつながり
　　　－島田療育センターはちおうじの場合－

a）「八王子在宅重症心身障害児者の会」誕生のきっかけ

　この項では，島田療育センターはちおうじの連携の事例を紹介する．在胎25週666gにて出生した超低出生体重児の女児．7か月で人工呼吸器管理を離脱できたが，啼泣時，呼吸を止め，顔色不良になり，心拍数が低

下する状態が続いた．2歳時に気管切開術を行った．3歳時，大学病院のNICUから，在宅に移行した．島田療育センターはちおうじの医師が在宅主治医として，発熱などのプライマリ的役割を担うことにした．医療入院は紹介先の大学病院が受けてくれる約束をした上で退院を行った．訪問看護は行ったが，在宅での母親の負担は強かったため，訪問介護も入り入浴を行うことにした．唾液による誤嚥性肺炎を認めたため，喉頭気管分離術を行った．喉頭気管分離術後，生活が安定してきたため，4歳より児童発達支援事業の通所を開始した．送迎も看護師が付き添い，通所施設での送迎を行った．通所施設より開始前に相談があり，通所にあたって，送迎も含めての注意点をご両親の了解のもとにともに考えた．訪問看護，訪問介護，通所施設などが連携して顔の見えるつながりを作らなければいけないと考え，「八王子在宅重症心身障害児者の会」を立ち上げた．

b）活動

運営委員会を2か月に1回行う．運営委員のメンバーは，重症心身障害児者通所施設5名，訪問看護ステーション3名，訪問介護ステーション2名，相談支援専門員1名，特別支援学校1名，保健所1名，計13名で始まった．前半は全体会など運営の方法について議論する．後半はケースカンファレンスを行い，問題点を共有し，解決に向けて考えていく．

全体会を年3回程度行う．講演会を中心に重症心身障害児者の理解，連携を深めていく活動を行っている．

(3) 入所することが最終目標でないケアプランを立てる

療育施設の入所とは，本来，家族がさまざまな理由で育てることができなくなった場合，療育施設で生活をするいわば「終（つい）の棲家」である．

子どもたちは，入所前の対応によって入所後の人生も変わってしまう．そして家族にも人生がある．子どもたちと家族の人生を考える時に，「終の棲家」ではない入所の形もあるのではないか．そのために，ローリングベッドを作り，有目的・有期限入所の実施，日中一時支援，短期入所などのサービスを組み合わせることが行われている．また一施設ではなく，多機関で協力していく．

ローリングベッドとは，子どもたちと家族が在宅で生活する力をつけていくために入所施設のベッドに対し有期限入所を行うことである．家族は数か月，在宅で頑張ってみようという気持ちで子育てを行い，主治医など

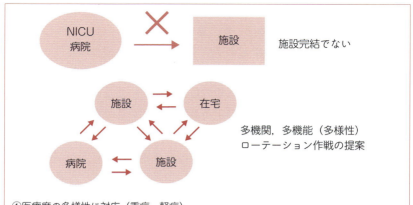

図 21-1　施設を終の棲家にしないための試み
(光の家療育センター鈴木郁子先生提供より改変)

に不安を相談できる安心感の中で在宅生活と，そして定期的な入所を行っていく．1ベッドで数家族が在宅と施設入所を繰り返していく中で，在宅で生活する力がついていき，入院をしなくても育てられるようになっていく（図21-1）．

(4) 短期入所（ショートステイ）

自宅で介護する人が病気の場合など，一時的に自宅での生活に支障がある障害児・者に短期間，夜間も含め施設で，入浴，排泄および食事の介護その他の必要な保護を行う[1]．

利用の仕方は，療育施設のケースワーカーに相談する．

(5) グループホーム

障害者が夜間や休日に共同生活を行う住居で，入浴，排泄または食事などの介護，調理，洗濯または掃除などの家事，生活などに関する相談・助言・就労先や関係機関との連絡などの日常生活上の支援を行う．療育施設においてもグループホームを作っているところがあり，新たな生活の形を作っている．

（6）重症心身障害児者通所－島田療育センター（多摩）の場合－

　島田療育センター（多摩）は，幼児部，放課後デイサービス，青年部の3部門からなる．幼児部は，登録16名であり，超重症心身障害児（以下超重症児）6名，準超重症心身障害児（以下準超重症児）4名，人工呼吸器使用2名，在宅酸素使用7名である．看護師が常駐し，リハビリの訓練も定期的に入り，医師も1日1回診察する．送迎は自主送迎（家族が送迎をする）であり，母子分離を行っている．

　放課後デイサービスは，登録20名（超重症児2名，準超重症児4名），一番近くの特別支援学校の生徒は，島田療育センター（多摩）のバスを利用しての送迎を実施している．ほかの特別支援学校は，自主送迎である．

　青年部は，特別支援学校を卒業した重症心身障害者が利用している．登録は32名．超重症者7名，準超重症者6名，人工呼吸器1名，在宅酸素5名である．送迎はバスであり，看護・介護職が添乗する．

　通所での活動，訓練については，地域とも連携し，幼児部から特別支援学校に移行する時には，連絡会議を行っている．

D 在宅医が療育機関を活用するために

　療育施設がどんな取り組みを行っているのか，地域に理解されているとはまだ言い難い．また，地域での取り組みを療育施設が理解しているとも言い難い．これからは，お互いが連絡を取り合い，顔の見える関係を作り，広げていくことが大切である．

　島田療育センターはちおうじの2013年度新患者の病名一覧を表21-1に示す．外来新患の8割以上が，知的な問題・行動面の問題であり，肢体不自由児・重症心身障害児は2割にも満たない．これは全国の療育施設が同じ傾向にある．しかし，肢体不自由児・重症心身障害児は一度診察すると継続して受診するケースが多いため，着実に増えている．

　退院する前に医療機関から相談される例が多い．退院後に在宅医から連絡のある例や，訪問看護ステーションや家族が調べて連絡してくる場合もある．

　在宅医が療育施設を活用する場合は，リハビリ，発達評価，ショートステイ，装具作成などが有効である．外出が可能であれば，療育施設でのリ

表 21-1 療育診療の初診診断別内訳（単位：人）

自閉症スペクトラム障害	239(31)	22q11・2 欠失症候群	1
言語発達遅滞	130(17)	ソトス症候群	1
注意欠陥多動性障害	95(12)	ウィリアムズ症候群	1
知的障害	65(8)	低酸素性虚血性脳症	1
発達遅滞	26(3)	ヌーナン症候群	1
構音障害	24(3)	エマヌエル症候群	1
学習障害	21(3)	奇形症候群	1
ダウン症候群	19(2)	水頭症	1
脳性麻痺	18(2)	髄膜炎後遺症	1
協調性運動障害	17(2)	外傷後後遺症(右上下肢不全麻痺)	1
吃音	14(2)	全前脳胞症	1
てんかん	9(1)	出血性梗塞後遺症	1
運動発達遅滞	7	小脳出血後遺症	1
難聴	6	神経症・不安障害	28(4)
境界知能	4	適応障害	6
筋緊張ジストロフィー	3	反抗挑戦性障害	5
サイトメガロウイルス感染症	2	外傷後ストレス障害	4
カブキ症候群	2	チック障害	3
5P-症候群	2	うつ病	1
表出性言語障害	1	選択性緘黙	1
摂食障害	1	愛着障害	1
下腿内反症	1	統合失調症	1
		合計	769

ハビリが有効である．多職種で検討できること，自宅ではできないリハビリができること，外出することが大切であり，訪問リハビリスタッフなどと連絡を取り合い，お互い役割分担をしていく必要がある．またショートステイを利用し，家族の負担軽減に努めるのも療育施設の大切な役割である．療育施設を受診するには，まず電話をして予約を取って診察を受けることが何より大事である．受診までにかなり時間がかかるところもある．

　関係機関で情報を共有することが大切であるが，その時に個人情報にも

配慮しなければいけない．具体的には，家族の了解のもとに連絡を取り合い，連絡を取った内容を家族に伝えればいい．

　相談支援専門員の充実が叫ばれているが，相談支援専門員が活発に有効に動くためには，地域の資源を活性化し，連携していくことが必要不可欠である．そのためには，療育施設は，地域に専門的知識を提供し，また訪問看護・介護などの生活を支えている地域の取り組みを学んでいくことが必要である．その形ができてこそ，相談支援専門員を中心とした連携が作られていくのである．

文　献
1) 社会福祉の手引き 2013　東京都福祉保健局総務部総務課　編.

［小沢　浩］

22 子どもたちの通う学校について知る

子どもたちが通う学校にはどのようなものがあり，どのような選択が可能なのでしょうか．特別支援学校と普通の学校の違い，通う学校が決まる仕組み，医療ケアの必要な子の学校生活の現状と課題，またその上で，医師が学校とどのようにかかわるか，などについて解説します．

A 教育とは？

日本国憲法第26条は，国民に教育を受ける権利を保障し，すべての国民は，その保護する子女に教育を受けさせる義務を負うとしている．これは教育と医療との大きな違いである．医療は契約である．すなわち医療を受けたくなければ病院に行かなければいいのである．しかし，教育は権利であり義務であるため，必ず学校に行かせなければいけないことになっている．

B 学校の種類

希望する学校に行くためには，選択する学校の種類を知らなければいけない．まず，さまざまな学校とそこで提供している支援について紹介する．

(1) 小・中学校における特別支援教育

通常の学級に在籍し大半の授業をそこで受けつつ，障害の程度に応じて週に1～8単位特別な指導を受ける通級と，障害の種類ごとに少人数で教育が行われる固定学級としての特別支援学級がある．

a) 情緒障害学級（通級学級）

発達障害，自閉症，AD/HDまたはそれに類するもの，心理的要因による選択性緘黙等があるもので，通常の学級での学習におおむね参加でき，一部特別な指導を必要とする程度の状態[1]．通常学級に通いながら，定期的（週1回など）に通う．ソーシャルスキルトレーニングや個別学習な

どを行う．

　b）**知的障害学級（特別支援学級）**[1]

　知的発達に遅れがあり，他人との意思疎通に軽度の困難があり日常生活を営むのに一部援助が必要で，社会生活への適応が困難である程度の状態．

　c）**情緒障害学級（特別支援学級）**[2]

　知的発達に遅れがなく，コミュニケーションなどに課題があり，個別での指導や少人数での指導を必要とする生徒が在籍し，教科学習と合わせて課題解決に向けた指導を行っている．

　d）**肢体不自由学級（特別支援学級）**[3]

　脳性麻痺や進行性筋萎縮症などにより身体に不自由がある子どもたちを対象とした学級である．理学療法士，作業療法士による自立活動も行っている．

（2）特別支援学校

　入学対象：次のような障害のある生徒児童・生徒や病弱の児童・生徒（学校教育法施行令）．

　a）**視覚障害特別支援学校**

　両眼の視力がおおむね 0.3 未満のもの，または視力以外の視機能障害が高度のものうち，拡大鏡等の使用によっても通常の文字，図形等の視覚による認識が不可能又は著しく困難な程度のもの．

　b）**聴覚障害特別支援学校**

　両耳の聴力レベルがおおむね 60 デシベル以上のもののうち，補聴器等の使用によっても通常の話声を解することが不可能または著しく困難な程度のもの．

　c）**知的障害特別支援学校**

　①知的障害の遅滞があり，他人との意思疎通が困難で日常生活を営むのに頻繁に援助を必要とする程度のもの．

　②知的障害の遅滞の程度が，前号に掲げる程度に達しないもののうち，社会生活への適応が著しく困難なもの．

　d）**肢体不自由特別支援学校**

　①肢体不自由の状態が補装具の使用によっても歩行，筆記等日常生活における基本的な動作が不可能または困難な程度のもの．

　②肢体不自由の状態が前号に掲げる程度に達しないもののうち，常時の

医学的観察指導を必要とする程度のもの．

e）病弱特別支援学校

①慢性の呼吸器疾患，腎臓疾患及び神経疾患，悪性新生物その他の疾患の状態が継続して医療又は生活規制を必要とする程度のもの．

②身体虚弱の状態が継続して生活規制を必要とする程度のもの．

入学手続き：小学部・中学部は，市区町村の教育委員会へ申し込む．幼稚部，高等部は直接該当校へ．

（3）施設内学級・訪問教育

a）施設内学級

病院や児童福祉施設などに入院・入所中の児童・生徒のために病院・施設の中に設けられている．

b）訪問教育

障害が重く通学が困難な児童・生徒や病気で通学が困難な児童・生徒のために，週３回（１回２時間）を標準として，教師が家庭・施設などに訪問して教育を行う．

入学手続き：住所地の市区町村教育委員会へ申し込む．

C 学校を選ぶにあたって

学校を選ぶのに大切なことは何か．私はイメージで学校を決めないでほしいと伝えている．イメージだけで学校の選択を考えると，どんどん不安が広がっていく．大切なのは情報収集である．「百聞は一見にしかず」．どうやったら情報を収集できるか．まず教育委員会に連絡をして，情報収集の場を作る．就学説明会に参加する．見学をする．学校公開に行く．見学をしぶっている場合は，社会科見学に行くいい機会であると伝えればいい．さまざまな種類の学校を見学できるチャンスなどめったにない．学校教育の最終目的は，どう社会につなげるかである．そのことをイメージしながら学校見学をする．

そして，情報を収集し終わったのちに改めて学校を考える．その時には，漠然とした不安は減り，より冷静に判断できるであろう．通学から帰宅までの生活を一つ一つ考えていく．その時は一人で考えるのではなく，皆で考えるのがいい．チームとして一緒に考え，解決していくのである．仲間

としての意識が大切である．

　選ぶ際の特徴として，特別支援学校は教員の配置が多く，子どもにあったカリキュラムを作っている．授業も，訓練的要素を取り入れ，視覚化した授業を行っている．理学療法的な要素を中心とした授業もある．そして楽しさを意識した授業作りをしている．医療的ケアを教員が行う体制作りも構築している．東京都では，副籍制度があり通常級との交流を行うシステム作りをしている．学童で交流することも可能である．リハビリスタッフも定期的に学校で指導を行う．

　小・中学校内に設けられた肢体不自由学級は，特別支援学校に比べると教員の配置は少ないが，子どもにあったカリキュラムを作っていて，通常級との交流も特別支援学校より密になる．

D 事例紹介

ここに2つの事例を紹介する．

a）特別支援学校に通いながら，副籍制度で交流している事例[4]

特別支援学校に在籍するA君は，脳性麻痺による四肢体幹機能麻痺1級，視覚障害1級，知的障害1級，精神障害2級という重度重複障害があり，生活全てに介助を必要としている．A君は，小学校2〜5年生まで居住地交流として，1学期に1回ほどのペースで，地元の小学校に通い，集会や行事に参加していた．そして，6年生になった時に副籍制度が始まった．A君が副籍利用を始める前に，母親はA君の障害の状態を受け入れ校の児童に理解してもらえるように，手作りで紙芝居を制作した．子どもでもわかりやすい，工夫された内容だった．交流校の校長がA君の主治医と面識があったことや，副校長，担任の理解もあったこと，そして，A君の双子のきょうだいが交流校に在籍していたという好環境のもとで，副籍をスタートすることができた．A君は，毎朝交流校へ登校した．朝8時に家を出て，途中で会った友達に車椅子を押してもらって学校に到着した．教室は2階なので，6年生が6人ですすんで車椅子を持ち上げてくれた．8時30分から15分間の朝の活動と，その後のクラスの朝の会に出席した．そして，9時ころ母親の車で特別支援校へ向かった．特別支援校が休みの日には，弁当を持参で小学校での給食の時間も体験した．毎朝登校するこ

とで，クラスの友達は自然にA君と接するようになってきた．おはよう，と声をかけ，よだれが出ていればさりげなくふいてくれたり，喜ばせようと楽しいことをしてくれたり，困った時には進んで手伝ってくれる仲間となった．A君にも大きな変化が見られた．出席で自分の名前が呼ばれると，ゆっくりきちんと返事ができるようになった．友達の話もよく聞いており，目が見えなくても，聴覚を使って，チャイムが鳴ったら静かにする，先生が話をする時は騒がない，などの社会ルールを学びつつあるようだった．町を歩いていると，学校の子どもたちが声をかけてくれるようになった．卒業式は，特別支援学校と交流校の日が重なったため，特別支援校まで交流校の校長が来校して，A君に交流校の卒業証書を手渡してくれた．A君は卒業証書を2枚持っている．

実はA君は小学1年の時に居住地交流を開始する予定だった．ようやく初めての交流日が決まった時に，特別支援学校でけいれん発作をおこし，救急搬送された．そのため，後に地域の交流校から，学校へ救急車を呼ぶようになる可能性のある児童は受け入れられないと断られて，交流を始めることができなくなった．A君のお母さんは「そのような時に小児神経科の専門医が間に入ってくれれば心強かったし，もっと早く交流が始められたと思うので，医師をはじめとした医療関係者に副籍制度のことを理解してもらえることはすばらしいことだ」と思っている．

b）通常級に通っている事例[5]

宮城県では，「障害の有無によらず，重い軽いによらず，全ての子どもが地域の小・中学校で共に学ぶ」という宮城県障害児教育将来構想のモデル事業のもとに，23名の障害のある子どもたちが通常級で学んできた．

その中には，医療的ケアが必要な子どもも3名いる．

中学2年生の桃子さんも，地域の通常級に通っている．一緒に学ぶクラスの子どもたちは，言葉もなく，胃瘻からの注入をしていて，車椅子に座っている彼女のことをどう思っているのだろうか．

「一緒にいると楽しい．大事な友だちの一人」「もーもーちゃんと声をかけると，ニコニコ笑って僕の手にタッチした．おはようといって車椅子を押してあげたよ」子どもたちの中で育っているのは，困っている人がいたら助けようという素直な気持ち．それは桃子さんにハンディキャップがあるからではなくて，大事な友だちの一人だから．

クラスのほかの保護者の意見を聞いた．「子どもたちの世界は子どもたちがつくり上げていくもの．そこに障害をもつ子どもたちがいても，自分たちの力で成長していくと思う」

桃子さんを地元の学校に通わせるために，彼女の母親はとても苦労をした．しかし，母親には夢がある．成人式の日に，近所の子どもたちと誘い合って会場に出かける後ろ姿を見送ることである．

この形を作るために，家族や主治医は学校と何回も話し合いを重ねたことであろう．

通学，教室までの移動，授業，食事，緊急時の対応など，帰宅まで全て考えなければいけない．

E 医師ができること

就学の時に子どもが楽しく通うことができる学校環境はどこかをともに考える．しかし，最終的に決定するのは家族であり，本人である．

そして，問題が生じた時には学校と話し合いをする．決して怒ってはいけない．怒ると話の内容は飛んでしまい，怒った印象だけを相手に与えることになる，

問題について話し合い，解決しなければ「輪」を広げて考える．

学校と家族の話し合いで解決しなければ，教育委員会を第三者の立場として参加してもらう．教育委員会でだめならば，文部科学省に連絡をしてみて聞いてみるといい．

ともに寄り添っていくことが，医師には求められている．

文 献

1) 八王子市ホームページ
   https://www.city.hachioji.tokyo.jp/kyoiku/47126/shougai2.html
2) 日野市ホームページ
   http://www.city.hino.lg.jp/index.cfm/194,0,371,2114,html
3) 町田市ホームページ
   http://www.city.machida.tokyo.jp/kodomo/kosodate sodan/tokubetsushien gakkyuu.html
4) 杉浦信子，小沢浩．特別支援学校での副籍利用の実態調査．小児保健研究．2015；74(5)：692-696．
5) 田中総一郎．重症心身障害児の発達支援．小児看護．2011；34（5）；553-560．

〔小沢　浩〕

23 障害者総合支援法と児童福祉法を使いこなす

子どもたちを支えるサービスの給付は，障害者総合支援法や児童福祉法などに基づいていますが，医療・福祉から教育まで，その子どもの生活を総合的にとらえてサービスをマネジメントできる体制が整っていない上，自治体によって支給方針が異なるなどの特徴があり，制度を知って利用者自らが活用していくことが必要となります．ここでは障害者総合支援法と児童福祉法を中心に関連法規の概要について述べ，その活用の際のポイント，また「相談支援」と相談支援専門員などについて解説します．

A 医療的ケアを必要とする児者の現状と課題

現在，高齢者介護は地域包括ケア時代の真只中だ．認知症や看取りの問題を契機に，2025年に向かって，生活の中における医療や介護の重要性が強調され，地域の中での環境作りへ取り組みが始まっている．

子どもたちとの関わりにおいても，地域包括ケアの概念に基づき，生活の場での医療と福祉の体制づくりは急務だ．長距離の移動をして教育や福祉サービスを受けている子どもの話は今もよく聞かれる．

これまで，障害児者を支える制度は，目まぐるしく変遷しており，措置から契約制度である支援費制度となり，障害者自立支援法を経て現在は障害者総合支援法（正式名称「障害者の日常生活及び社会生活を総合的に支援するための法律」）に基づいてサービスの支給が行われている．現行の障害児者サービスには，「児童発達支援センター」，「障害児入所施設」，「生活介護」，「療養介護」，「入所施設支援」などがあるとはいえ，基盤整備されているとはいいがたい状況だ．

その上，サービス事業所は入所・通所問わず，必ずしも重症心身障害児者を受け入れる前提とはなっていない．重症心身障害児者を受け入れる先駆的な事業所も少数ながら現れているとはいえ，医療的ケアを要する児者

が福祉サービスを利用するのは，医療職（看護職員等）が配置されていないかぎり困難とされてきた．

　ところが在院日数短縮が課題となり，社会的入院が問題視されている病院の状況に加え，施設から地域への移行が目標とされている現在は，医療的ケアが不可欠な子ども達であっても自宅へ帰るケースが増えている．その結果，医療保険を中心とした訪問系医療サービスと障害福祉サービス・児童福祉法のサービスを利用しながら在宅生活を送り，さらに学校へ通学し地域で育っていく環境を整えていくべく，医療福祉制度は背中を押されている状況にある．

　このような背景から，国は，「実質的違法性阻却」の考え方で黙認されてきた介護職員による一部の医療ケア（喀痰の吸引や経管栄養）の提供について，2012年4月から一定条件下で解禁した．生活自体を支える行為である喀痰吸引と経管栄養を，施設やヘルパー系サービスでも提供できるようになったのである．特に，個別の配慮を必要とする障害児者については，「特定の者対象」である「第3号研修」という研修類型が準備され，事業報酬上も，看護職員による介護職員への医療的ケアに関する指導を評価して「医療連携加算」を拡充した．

　介護職に医療的ケアを解禁した経過には批判的な経緯もあったようだ．しかし，これらのケアを必要としている子どもたちを抱える家族は，睡眠時間を奪われ疲弊しており，選択肢とサービス提供体制が増えたことは福音である．また子どもたちにとっても，ライフステージの必要な時期に，家族以外の人と多様な関わりをもちながら，あらゆる生活の場面へ参加しさまざまな経験ができることは大きな意義をもっている．まだ新しい制度であるため，研修実施事業者と受講者が少なく，事業所のケア内容として必要と理解した上で積極的に取り組む事業所も少ないのが現状ではある．今後ますます広がっていくことが期待されている．

B 障害者総合支援法と児童福祉法の変遷

　2003年4月，それまでの措置制度は，契約制度である支援費制度へと整備されたが，サービス利用量の大幅な伸びにより，初年度から財源不足が問題となり，わずか3年で制度的破たんを迎えた．2006年4月，自立

支援法が施行された．それまでの知的・身体障害に加え，精神障害も制度の対象となり，利用者負担が1割となった．介護保険のような障害程度区分（利用者概況，調査項目と医師意見書により審査会で決定される）もこの時に導入された．サービスは抜本的に見直され，事業費は「日払い」になり，就労支援が強化された．しかし，利用者負担が重く，負担軽減策の特別対策が実施された．

2009年9月の総選挙で政権が交代し，自立支援法の廃止と新法の制定へと向かった．マニフェストにも自立支援法の廃止がうたわれ，国連障害者権利条約批准が提示された．障害者制度改革推進本部が設置され，自立支援法の改正が論議され「つなぎ法」が制定された．

2011年6月に障害者虐待防止法，翌月には障害者基本法が成立した．2012年6月に障害者総合支援法，そして，障害者優先調達法，正式名称「国等による障害者就労施設等からの物品等の調達の推進等に関する法律」が成立した．翌7月には障害者政策委員会が発足し，障害者基本計画に対する意見がまとめられ，文部科学省から特別支援教育に関する報告が公表され，特別支援教育の充実が提示された．

2013年6月には，障害者差別解消法，正式名称「障害を理由とする差別の解消の推進に関する法律」が成立し，2016年4月から施行される．同月，障害者雇用促進法が改正され，精神障害の雇用に関する合理的配慮の提供などが義務化され，2018年4月から施行される．2014年2月には障害者権利条約，正式名称「障害者の権利に関する条約」を国際連合に寄託し，2月19日より効力を生ずることになった．

2003年4月の契約制度導入以降，10年の間，障害児者を取り巻く状況は目まぐるしく変遷していった．

特に障害者自立支援法→つなぎ法→総合支援法の変遷においてその内容も変化していった（表23-1）．

C 障害者総合支援法・児童福祉法について

（1）サービスと体系

障害者総合支援法と児童福祉法によるサービスは表23-2と図23-1で示される．

表23-1 法律の変遷と内容の比較

	障害者自立支援法	つなぎ法	総合支援法
法律の正式名称	障害者自立支援法	障害者自立支援法	・障害者の日常生活及び社会生活を総合的に支援するための法律 ・通称：障害者総合支援法
制度の対象	・身体・知的・精神の3障害 ・発達・高次脳機能障害は市町村運用次第	・身体・知的・精神・発達の4障害 ・高次脳機能は事務処理要領で規定	・身体・知的・精神・発達＋難病 ・難病の具体的な範囲は151疾病＋1
障害程度区分	・介護保険の要介護度判定がベース ・知的・精神障害が軽く判定される傾向	自立支援法と同じ	・名称を「障害支援区分」に変更 ・知的・精神障害への配慮が規定
相談支援 意思決定支援	・地域生活支援事業の必須事業 ・市町村の考え方や財政状況で格差	・サービス利用計画作成は全ての利用者 ・地域相談や障害児相談も創設	・地域相談の対象に刑務所などを追加 ・意思決定支援を事業所責務に追加
ホームヘルプ系サービス	・身体介護・家事援助・行動援護・重度訪問介護・移動支援	自立支援法と同じ	・重度訪問介護の対象拡大→身体＋知的・発達・精神障害
外出支援タイプのサービス	・重度障害の方は個別給付，それ以外は地域生活支援事業（移動支援）	・個別給付対象の拡大（視覚障害） ・行動援護の対象条件緩和	・つなぎ法と同じ
グループホーム ケアホーム	・支援度の重さで「ケアホーム」か「グループホーム」	・ホームに入居する低所得の人を対象に「家賃補助」制度を導入	・「グループホーム」と「ケアホーム」一元化→訓練等給付へ
障害福祉計画	・将来3年間で整備する福祉サービスの目標を数値化する計画	・障害児支援が児童福祉法へ移管 ・児童福祉法サービスは参考程度計画掲載	・地域の潜在ニーズを織り込むこと ・PDCAサイクルにすることを規定

表23-2 障害福祉のサービスと内容

区分	サービス名	サービス内容	根拠	対象	給付種類（障総）
訪問系	居宅介護（身体介護・家事援助）	自宅で，入浴，排泄，食事，洗濯，調理等の介護等を行う．いわゆるホームヘルプサービス．	障総	児・者	介護給付
	居宅介護（通院等介助）	通院の介助等，外出に付き添う．	障総	児・者	介護給付
	重度訪問介護	重度の肢体不自由者で常に介護を必要とする人（2014年4月から対象者を重度の知的障害者・精神障害者に拡大）に，自宅で，入浴，排せつ，食事の介護，外出時における移動支援等を総合的に行う．児童の場合は，児童相談所の意見書で決定する．	障総	児・者	介護給付
	同行援護	視覚障害により，移動に著しい困難を有する人に，移動に必要な情報の提供（代筆・代読を含む），移動の援護等の外出支援を行う．	障総	児・者	介護給付
	行動援護	自己判断能力が制限されている人が行動するときに，危険を回避するために必要な支援，外出支援を行う．	障総	児・者	介護給付
	重度障害者等包括支援	介護の必要性がとても高い人に，居宅介護等複数のサービスを包括的に行う．児童は児童相談所の意見で決定され，15歳以上が対象．	障総	児・者	介護給付
	移動支援	円滑に外出できるよう，目的地までの誘導や移動時に必要な支援を行う．1対複数の支援・車両を用いた支援なども実施可能．	障総	児・者	地域生活支援事業
通所系	児童発達支援事業	通所による療育支援（身辺自立や社会性向上など）を提供する．施設基準は緩やか．	児福	児	
	児童発達支援センター（福祉型）（医療型）	通所による療育支援を提供する． 福祉型：以前の障害児通園施設．施設用件は児童福祉施設としての施設基準を満たしており，配置職員も多様．地域の中核的な役割を期待されている． 医療型：以前の障害児通園施設．医療機関を併設している．重症心身障害児を中心に受け入れている事業所もある．	児福	児	
	放課後等デイサービス	通所により放課後や長期休暇の余暇活動や療育支援サービスを提供する．保護者の就労支援の側面もある．	児福	児	
	放課後児童健全育成事業（放課後児童クラブ）	保護者が労働等により昼間家庭にいない小学校に就学している児童に対し，授業の終了後に児童館等を利用して適切な遊び及び生活の場を与え，子どもの状況や発達段階を踏まえながらその健全な育成を図るもの．	児福	児	
	保育所等訪問支援	保育園や幼稚園，学童保育等に在籍する児童に保育士や看護師等の専門家が訪問して療育支援サービスを提供する．	児福	児	
	日中一時支援	放課後や長期休暇中の日中時間帯に，施設等で一時預かりを行う．	障総	児・者	地域生活支援事業
	療養介護	医療と常時介護を必要とする人に，医療機関で機能訓練，療養上の管理，看護，介護及び日常生活の支援を行う．	障総	者	介護給付

区分	サービス名	サービス内容	根拠	対象	給付種類(障総)
通所系	生活介護	常に介護を必要とする人に，昼間，入浴，排せつ，食事の介護等を行うとともに，創作的活動又は生産活動の機会を提供する．	障総	者	介護給付
	自立訓練（機能訓練）	自立した日常生活又は社会生活ができるよう，一定期間，身体機能又は生活能力の向上のために必要な訓練を行う．	障総	者	訓練等給付
	自立訓練（生活訓練）	自立した日常生活又は社会生活ができるよう，一定期間，身体機能又は生活能力の向上のために必要な訓練を行う．	障総	者	訓練等給付
	就労移行支援	一般企業等への就労を希望する人に，一定期間，就労に必要な知識及び能力の向上のために必要な訓練を行う．	障総	者	訓練等給付
	就労継続支援(A型＝雇用型)	一般企業等での就労が困難な人に，働く場を提供するとともに，知識及び能力の向上のために必要な訓練を行う．	障総	者	訓練等給付
	就労継続支援（B型）	一般企業等での就労が困難な人に，働く場を提供するとともに，知識及び能力の向上のために必要な訓練を行う．	障総	者	訓練等給付
	地域活動支援センター	創作的活動又は生産活動の機会の提供，社会との交流等を行う施設．	障総	者	地域生活支援事業
居住系	短期入所（ショートステイ）	自宅で介護する人が病気の場合等に，短期間，夜間も含め施設等で，入浴，排せつ，食事の介護等を行う．	障総	児・者	介護給付
	施設入所支援（障害者支援施設での夜間ケア等）	施設に入所する人に，夜間や休日，入浴，排せつ，食事の介護等を行う．	障総	者	介護給付
	福祉ホーム	住居を必要としている人に，低額な料金で，居室等を提供するとともに，日常生活に必要な支援を行う．	障総	者	地域生活支援事業
	共同生活援助（グループホーム）	夜間や休日，共同生活を行う住居で，相談や日常生活上の援助を行う．	障総	者	訓練等給付

区分	サービス名		サービス内容	根拠	対象	給付種類(障総)
相談支援	障害児相談支援		18歳未満の障害福祉サービス等を申請した児童にサービス等利用計画の作成，及び支給決定後のサービス等利用計画の見直し（モニタリング）を行う．	児福	児	
	特定相談支援		18歳以上の障害福祉サービス等を申請した人にサービス等利用計画の作成，及び支給決定後のサービス等利用計画の見直し（モニタリング）を行う．	障総	者	相談支援事業
	一般相談	地域移行支援	障害者支援施設，精神科病院，児童福祉施設を利用する18歳以上の者等を対象として，地域移行支援計画の作成，相談による不安解消，外出の同行支援，住居確保，関係機関との調整等を行う．	障総	者	相談支援事業
		地域定着支援	居宅において単身で生活している障害者等を対象に常時の連絡体制を確保し，緊急時には必要な支援を行う．	障総	者	相談支援事業

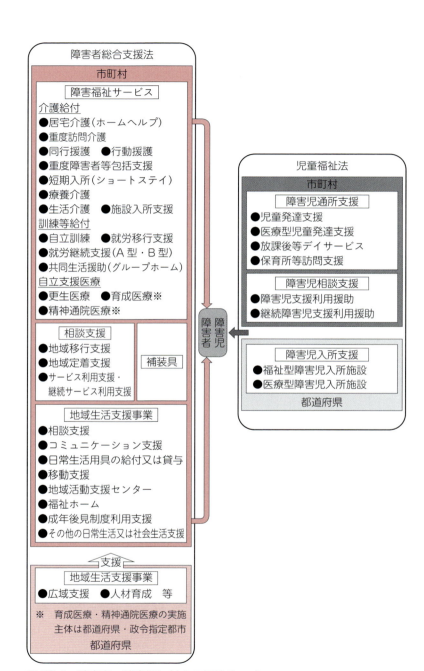

図 23-1　障害者・障害児に対する福祉サービス

(2) 概要
a）サービスの種類
　障害児者の利用する福祉サービスは，児童福祉法によって規定される「児のみ」，総合支援法により規定される「者のみ」と「児者共通」に分けられる．

b）利用者負担
　成人は本人と配偶者，18歳未満は住民票上の世帯全員の所得で判定される．市町村民税非課税の場合は利用者負担はゼロ，課税の場合は設定された月額負担上限額まで1割負担となっている．

c）障害の範囲
　改正障害者基本法による制度の谷間を埋めるという趣旨をふまえ，児童も含む難病を制度対象に加えた．

d）障害支援区分
　障害のある人の特性に応じて必要とされる標準的な支援の度合いである．それまで，審査会による判定結果の変更が3割近くであった精神障害・知的障害・発達障害についても，特性に応じて判定区分が適切に実施されるような配慮が求められるようになった．なお18歳未満の場合，この区分認定は行わず市区町村が独自に判断して支給される．

e）相談支援と相談支援専門員
　福祉サービスを利用する全ての児者に対してサービス等利用計画の作成が求められる．サービス等利用計画を作成するのが，相談支援専門員だが，現在，その人員数の確保・質が課題となっている．相談支援専門員とその事業については後で詳しく触れる．

f）意思決定支援
　知的・精神・発達障害・高次脳機能障害のある児者への，意思決定の支援は重要な課題として取り組みを求められている．

g）重度訪問介護
　重度訪問介護とは，ヘルパーが身体介護・家事援助・外出支援など生活に必要な介助をトータルに長時間提供するサービスである．この制度が身体障害に加え，重度の知的障害・精神障害のある人も対象となった．さらに，ヘルパーが先に述べた第3号研修を受講すれば，喀痰吸引と経管栄養という医療的なケアも提供できるため，重度の障害がある人の一人暮ら

しも，医療職と連携しながら支えていける可能性が広がった．

h）外出支援

　外出目的と支援内容によって支給項目が分けられる．重度の児者は国が担保する個別給付，軽い児者は市町村事業である地域生活支援事業で実施される．肢体不自由児者については先に述べた重度訪問介護の外出支援で，自閉症などの行動障害は行動援護で，視覚障害児者は同行援護で，それ以外は地域生活支援事業の移動支援事業で実施される．

i）グループホーム

　2014年度の改正により，以前のケアホームはグループホームと一元化された．入居している人のヘルパー利用が導入され，サテライト型住居の制度も導入された．低所得者に対して全国一律の家賃補助制度があり，月1万円が給付されている．

j）地域生活基盤整備

　市町村は地域の潜在的なニーズを把握し，障害福祉計画を策定することになった．医療・教育等との連携も求められ，PDCAサイクルを導入することになっている．個別支援から浮かび上がってきた問題を地域共通の課題として検討し，地域独自の制度創設を検討する協議会の構成メンバーに当事者が参加することが示された．

D　サービス等利用計画と相談支援専門員

　図23-2に示したように，サービス等利用計画のための相談支援は，「特定相談支援事業」における「計画相談支援」，地域移行（精神科病院入院や障害者施設入所からの退院退所，児童養護施設・保護施設・矯正施設等からの地域への移行定着）及び地域定着のための相談支援事業は「一般相談支援事業」における「地域相談支援」，そして，障害児が児童発達支援センター（障害児通所支援施設）などを利用する際の計画作成についても「障害児相談支援」として給付される．また，地域における相談支援の中核的な役割を担う機関として「基幹相談支援センター」も設置され，これらの相談支援事業に携わる担当者が相談支援専門員と呼ばれる．

　相談支援専門員の仕事のイメージを図23-3に示す．その役割の一つは，地域生活で抱える「困り感」に寄り添う個別のケースワークである．もう

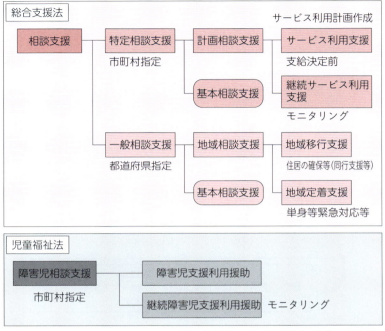

図23-2 障害者総合支援法・児童福祉法の相談支援体制図

一つは，地域の資源開発である．相談支援専門員は，個別ニーズの支援をいくつも積み重ね，共通した地域課題や不足しているサービス，地域のあり様を地域診断する．さらにはこうした社会資源の拡大・開発を協議会に提言し，都道府県や市町村の障害福祉計画等を活用しながら地域を耕していくことが求められている．

E 相談支援事業と課題

相談支援事業とサービス等利用計画は，在宅医療サービスとの連携の契機となるが，まだ課題は多い．特定相談の大まかな流れを図23-4に示した．介護支援専門員（ケアマネジャー）との比較をしてみると（表23-3），その報酬単価と担当件数の大きな違いがわかる．また，モニタリング期間は介護保険のように毎月ではなく，市町村により支給が決定される

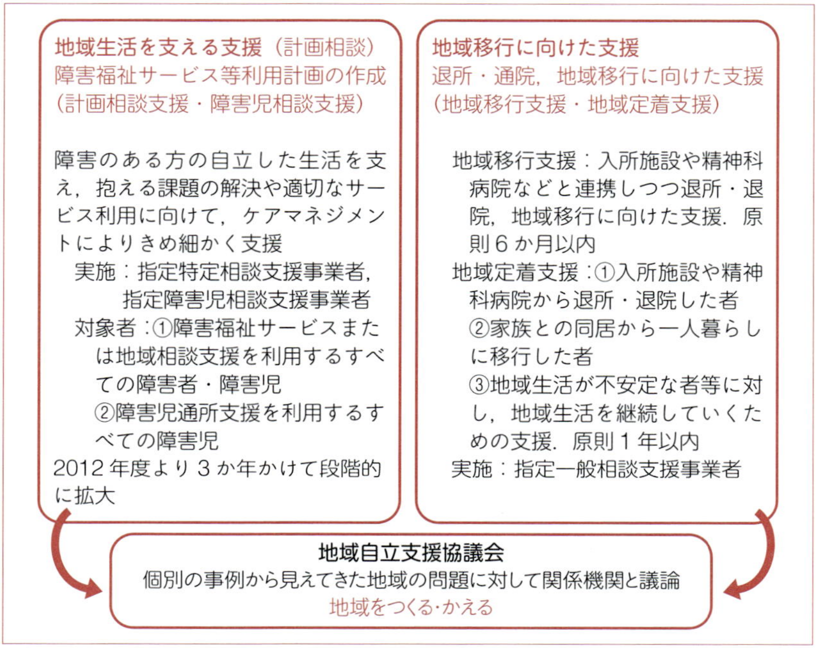

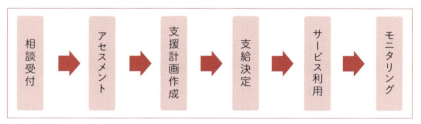

図 23-3 相談支援専門員の仕事

相談受付 → アセスメント → 支援計画作成 → 支給決定 → サービス利用 → モニタリング

図 23-4 計画相談の流れ

ため，必ずしも毎月実施されるとは限らないのが現状である（図 23-5）．

F レスパイトケアについて

医療的ケアが必要な重症心身障害児者の在宅における看護・介護の実際は，保護者に支えられている．そのため，ほかのきょうだい児の子育て・行事への参加，親族間や地域の行事などへの参加，継続するケアによる保

表 23-3　障害者総合支援法・児童福祉法と介護保険法のサービス計画に関する比較

項　　目	サービス等利用計画	ケアプラン
計画作成者	相談支援専門員	介護支援専門員
サービス量	サービス等利用計画を勘案し，市町村で決定	利用サービスは本人家族ケアマネで決定 ただし介護度に応じ保険適用の支給限度基準額有
計画作成者による標準作成件数	設定なし	35 件
報酬	計画作成　　　1,611 単位 モニタリング　1,310 単位	要介護1・2　　1,042 単位 要介護3〜5　　1,353 単位 入退院時連携加算有 モニタリング未実施等減算
モニタリングの時期	市町村が定める支給決定期間毎	1月に1回以上
事業所指定	事業所所在の市町村 一般相談支援は都道府県	都道府県 及び政令指定都市・等
サービス利用の開始日	支給決定日以降	申請日に遡及可能

2015 年度現在

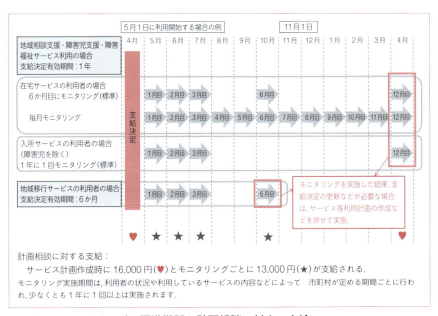

計画相談に対する支給：
　サービス計画作成時に 16,000 円（♥）とモニタリングごとに 13,000 円（★）が支給される．
モニタリング実施期間は，利用者の状況や利用しているサービスの内容などによって　市町村が定める期間ごとに行われ，少なくとも1年に1回以上は実施されます．

図 23-5　モニタリングの標準期間と計画相談に対する支給

表 23-4 レスパイトケアの種類

	障害者総合支援法・児童福祉法		医療保険
日中預かり	・福祉型児童発達支援施設 ・放課後等デイサービス 重症児の場合，母子分離できる施設は稀		・外来通院の形をとった預かり ごく一部の医療機関が試みている特殊なケース
宿泊を伴う	・福祉型児童発達支援施設への短期入所 点数が低いため，実質この種のサービス提供は困難	・医療型児童発達支援施設へのショートステイ 病院に比べ点数が低く設定されている 子どもは病院環境で過ごすことになる	・病院への入院 検査入院などの名目のもと行われている 子どもは病院環境で過ごすことになる

護者自身の疲労などに対して，レスパイトケアは不可欠である．しかし，医療的配慮を含む個別性の高いケアを安心して任せることができるサービスや機関が多くないのが実状である．

宿泊を伴う場合，一つは，医療保険のもと，検査入院等の名目でかかりつけの医療機関などにおいて行われている．もう一つは，児童福祉法のもと，医療型児童発達支援施設でショートステイとして実施されている．後者は，医療保健制度よりも点数が低く設定されており，人員の配置や対応できる医療的ケアの内容についても，現在の報酬では適切な支援の提供が簡単ではない（表23-4）．

日中の預かりの場合，児童福祉法においては，福祉型児童発達支援施設・放課後等デイサービスが挙げられる．医療的ケアを必要とする児にとっても，母子分離は成長発達の過程において重要であるが，あまり実施されていない．医療保険による外来通院のかたちでの預かりは，ごく一部の医療機関が試みているが，まだまだ希少な存在である．

保護者自身の疲労によるレスパイトである場合には，移動支援を含まないサービスだと，自宅とサービスの提供先間の移動も同時に問題となってくる．これら全てに対して相談支援専門員は解決方法の提示を求められる．

G 地域で暮らすために　未来につないで

　医療的ケアを必要とする個性あふれる子どもたちを知るには，たくさんの時間とかかわりが必要だ．新しく取り組まなくてはならないものばかりだ．しかし一つの試みにより，子どもたちを理解する仲間が地道に増えていく過程でもある．言葉一つをとっても医療と福祉ではまだ距離があるかもしれない．しかし相談支援専門員をはじめとする地域の福祉サービスを担う私たちも，こうした子どもたちひとりひとりとの経験を通してともに学び育つチャンスである．ぜひ，ともにチームに参画させていただきたい．

〔西村　幸〕

24 まずは予防接種を請け負ってみる

在宅児の合併症の併発を防ぎ健康を維持するためには，健康な小児と同様もしくはそれ以上に疾病予防の観点が重要です．そのために，ワクチンを適正な年齢に接種していく必要があります．わが国では，ここ数年，新しいワクチンが導入され，重症の全身細菌感染症であるヒブ感染症，肺炎球菌感染症などが激減しており，ワクチンによる効果が認められています．ここでは予防接種の種類やその概要，重症児に接種を行う際の留意点について解説します．

A ワクチンの種類とその概要

(1) ワクチンの分類（表24-1）

a) 生ワクチン

ロタウイルス，BCG，麻疹・風疹（MR），おたふくかぜ（流行性耳下腺炎），水痘，黄熱など．

1回の接種でも十分な免疫を獲得することができるが，自然感染より免疫力が弱いのでワクチンの種類によっては，2～3回の接種が必要．副反応としては，もともとの病気のごく軽い症状が出ることがある．

b) 不活化ワクチン

B型肝炎・インフルエンザ菌b型（Hib）・肺炎球菌（13価結合型）・百日咳・ポリオ・日本脳炎・インフルエンザ・A型肝炎・狂犬病・ヒトパピローマウイルス（HPV）など．

不活化ワクチンは，ウイルスや細菌の病原性（毒性）を完全になくして，免疫を獲得するのに必要な成分だけを製剤にしたもの．1回の接種では免疫が十分にはできないため複数回の接種が必要．

c) トキソイド

ジフテリア，破傷風など．

表 24-1　日本で接種可能なワクチンの種類（2015 年 5 月 18 日現在）

【定期接種】 （対象者年齢は政令で規定）	**生ワクチン** BCG 麻疹・風疹混合（MR） 麻　疹（はしか） 風　疹 水　痘 **不活化ワクチン・トキソイド** 百日咳・ジフテリア・破傷風・不活化ポリオ混合（DPT-IPV） ジフテリア・破傷風混合トキソイド（DT） ポリオ（IPV） 日本脳炎 インフルエンザ 肺炎球菌（13 価結合型） インフルエンザ菌 b 型（Hib） ヒトパピローマウイルス（HPV）：2 価，4 価 肺炎球菌（23 価多糖体，主に成人用）
【任意接種】	**生ワクチン** ポリオ おたふくかぜ（流行性耳下腺炎） 黄　熱 ロタウイルス：1 価，5 価 **不活化ワクチン・トキソイド** B 型肝炎 破傷風トキソイド 成人用ジフテリアトキソイド A 型肝炎 狂犬病 髄膜炎菌：4 価 ※定期接種を対象年齢以外で受ける場合

（国立感染症研究所感染症疫学センター HP より改変）

　細菌の出す毒素が，免疫を獲得するのに重要な感染症もあり．この毒素の毒性をなくし免疫を獲得する働きだけにしたものがトキソイド．不活化ワクチンとほとんど同じ．

(2) 2008年以降　導入・変更のあったワクチン
a）導入されたワクチン

- Hibワクチン：2008年から導入された．
- 肺炎球菌ワクチン（成人用とは異なる）：2010年から7価ワクチンが日本に導入され，さらに2013年11月には13価になった．
- ロタウイルスワクチン：2011年から導入された．
- HPVワクチン：2010年から導入．ただし，複合性局所疼痛症候群（CRPS）が報告され，現在積極的な勧奨は中断している．
- 水痘ワクチン：2014年10月から2回接種となり定期接種化された．

b）変更のあったワクチン

- 生から不活化ワクチンへ⇒2012年9月から不活化ポリオ（IPV: Inactivated Polio Vaccine）ワクチンが導入された．
- 混合ワクチンに⇒2012年11月から三種混合ワクチン（diphtheria-pertussis-tetanus vaccine）が，DPT-IPV（三種混合と不活化ポリオ）の四種混合ワクチンになった．
- 接種量の変更⇒2011年秋からインフルエンザワクチンの接種量が6か月から3歳は0.25 mL，3歳以上は0.5 mLとなった．

c）再開されたワクチン

- 日本脳炎ワクチン（2009年6月から）

d）新たに2回接種が推奨されたワクチン

- 水痘ワクチン，おたふくかぜ（流行性耳下腺炎）ワクチン（2012年から）が勧奨された．

B 接種間隔と時期

　個々のワクチンには免疫の獲得に適切な年齢があり，ワクチンによって，接種する年齢や回数・間隔に違いがあるので接種スケジュールを立てることが重要である（表24-2, 3）．

　定期接種や公費助成があるワクチンに必要な「予診票（接種券）」が必要で，接種できる期間が決まっている．それを外れると費用助成がなくなるので留意したい．

表24-2 日本小児科学会が推奨する予防接種スケジュール 2014年10月1日版 日本小児科学会

ワクチン	種類	生直後	6週	2か月	3か月	4か月	5か月	6か月	7か月	8か月	9-11か月	12-15か月	16-17か月	18-23か月	2歳	3歳	4歳	5歳	6歳	7歳	8歳	9歳	10歳以上
インフルエンザb型 (ヒブ)	不活化			①	②	③						④ (注1)											
肺炎球菌 (PCV13) (注2)	不活化			①	②	③						④			(注2)								
B型肝炎 (HBV) ユニバーサル	不活化			①	②			③															
B型肝炎 (HBV) 母子感染予防	不活化	①	②				③																
ロタウイルス 1価	生		①	②						(注4)													
ロタウイルス 5価	生		①	②	③				(注5)														
四種混合 (DPT-IPV)	不活化			①	②	③						④ (注6)						(7.5歳まで)					
三種混合 (DPT) (注7)	不活化			①	②	③						④ (注6)						(7.5歳まで)					
ポリオ (IPV) (注7)	不活化			①	②	③						④ (注6)						(7.5歳まで)					
BCG	生						①																
麻しん、風しん (MR)	生											①					② (注8)						
水痘	生											①		②	(注9)								
おたふくかぜ	生											①					② (注10)						
日本脳炎	不活化														① ②	③			(7.5歳まで)			④ 9-12歳		
インフルエンザ	不活化									毎年 (10月、11月など) ① ②												13歳より①	
二種混合 (DT)	不活化																					11歳① (注11)	小6 ①	12歳 中1 ①②③ (注12)
ヒトパピローマウイルス (HPV)	不活化																							中2-高1

定期接種の推奨期間　定期接種の接種可能な期間　任意接種の推奨期間　任意接種の接種可能な期間　添付文書の記載はされていないが、小児科学会として推奨する期間

24. まずは予防接種を請け負ってみる 195

表 24-2　日本小児科学会が推奨する予防接種スケジュール　2014 年 10 月 1 日版　日本小児科学会（つづき）

標準的接種期間，日本小児科学会の考え方，注意事項　　　　　　　2014 年 10 月 1 日版
　　　　　　　　　　　　　　　　　　　　　　　　　　　　　　　定期接種　任意接種

ワクチン	種類	標準的接種年齢と接種期間	日本小児科学会の考え方	注意事項
インフルエンザ菌b型（ヒブ）	不活化	①・②・③はそれぞれ 3-8 週あける ③・④の間は 7-13 か月あける	（注 1）④は 12 か月から接種することで適切な免疫が早期に得られる，1 歳をこえたら接種する	7 か月 -11 か月で初回接種：①，②の後は 7 か月以上あけて③，1 歳 -4 歳で初回接種：①のみ 定期接種として，①・②・③の間は 27 日以上，③・④の間は 7 か月以上あける リスクのある患者では，5 歳以上でも接種可能
肺炎球菌（PCV13）	不活化	①・②・③はそれぞれ 27 日以上あける ③・④の間は 60 日以上あけて，1 歳から 1 歳 3 か月で接種	（注 2）定期接種で定められた回数の PCV7 接種を終了した 6 歳未満の児は，最後の接種から 8 週間以上あけて PCV13 の追加接種を 1 回行う（ただし任意接種）	7 か月 -11 か月で初回接種：①，②の後は 60 日以上あけて 1 歳以降に③ 1 歳 -23 か月で初回接種：①，②を 60 日以上あける，2 歳 -4 歳で初回接種：①のみ （注 2）PCV7 が完了していないものは残りの接種を PCV13 で実施する
B型肝炎（HBV）	不活化	ユニバーサルワクチン：①・②の間は 4 週，②・③の間は 20-24 週あける 母子感染予防のためのワクチン：①生直後，②1 か月，③6 か月	ユニバーサルワクチン：全ての子どもに接種，接種開始時期は，旧 B 型肝炎母子感染防止事業に沿った接種スケジュール（生後 2，3，5 か月），接種時期に関しては，今後の検討が必要 （注 3）乳児期に接種していない児の水平感染予防のための接種，接種間隔は，ユニバーサルワクチンに準ずる	詳細は「B 型肝炎ウイルス母子感染予防のための新しい指針」，下記を参照 http://www.jpeds.or.jp/modules/activity/index.php?content_id=141
ロタウイルス	生	生後 6 週から接種可能，①は 8 週 -15 週未満を推奨する 1 価ワクチン（ロタリックス®）：①・②は，4 週以上あける（計 2 回） 5 価ワクチン（ロタテック®）：①・②・③は，4 週以上あける（計 3 回）		（注 4）計 2 回，②は，生後 24 週未満までに完了すること （注 5）計 3 回，③は，生後 32 週未満までに完了すること
四種混合（DPT-IPV）	不活化	①・②・③の間はそれぞれ 20-56 日までの間隔 （注 6）③・④の間は 6 か月以上あけ，標準的には③終了後 12-18 か月の間に接種		DPT，IPV，OPV 1 回も受けていない者を対象として 4 回接種 定期接種として，①・②・③の間はそれぞれ 20 日以上あける
三種混合（DPT）	不活化			（注 7）三種混合（DPT）とポリオ（IPV）を別々に接種する場合
ポリオ（IPV）	不活化	①・②・③の間はそれぞれ 20 日以上の間隔 （注 6）③・④の間は 6 か月以上あけ，標準的には，③終了後 12-18 か月の間に接種	可能な場合は三種混合ワクチンとの同時接種を行う	（注 7）三種混合（DPT）とポリオ（IPV）を別々に接種する場合 2012 年 8 月 31 日以前にポリオ生ワクチン，または，ポリオ不活化ワクチンを接種し，接種が完了していない児の接種スケジュールは，下記を参照 http://www.mhlw.go.jp/bunya/kenkou/polio/dl/leaflet_120601.pdf
BCG	生	12 か月未満に接種，標準的には 5-8 か月未満で接種	結核の発生頻度の高い地域では，早期の接種が必要	
麻しん，風しん（MR）	生	①：1 歳以上 2 歳未満　②：5 歳以上 7 歳未満（注 8）小学校入学前の 1 年間		麻疹曝露後の発症予防では，麻しんワクチンを生後 6 か月以降で接種可能，ただし，その場合，その接種は規定接種回数に数えず，①，②は規定通りに接種する
水痘	生	①：生後 12-15 か月　②：1 回目から 3 か月以上あける （注 9）3 歳～5 歳未満の児には定期接種として 1 回接種（2014 年度限りの経過措置）	予防効果を確実にするため，3 歳以上の児に対しても 2 回接種が必要	13 歳以上では，①・②の間を 4 週間以上あける
おたふくかぜ	生	①：2 歳以上	（注 10）予防効果を確実にするために，2 回接種が必要①は 1 歳を過ぎたら早期に接種，②は MR と同時期（5 歳以上 7 歳未満で小学校入学前の 1 年間）での接種を推奨	
日本脳炎	不活化	①，②：3 歳，①・②の間は 6-28 日までの間隔 ③：4 歳 ④：9 歳（小学校 3-4 年生相当）		定期接種では，生後 6 か月から生後 90 か月（7.5 歳）未満（第 1 期），9 歳以上 13 歳未満（第 2 期）が対象，①・②の間は 6 日以上，③は②より 6 か月以上の間隔をあける 2005 年 5 月からの積極的勧奨の差し控えを受けて，特定対象者（平成 7 年 4 月 2 日から平成 19 年 4 月 1 日生まれの者）は，20 歳未満まで定期接種の対象，具体的な接種については下記を参照 http://www.mhlw.go.jp/bunya/kenkou/kekkaku-kansenshou20/annai.html
インフルエンザ	不活化	①・②の間は 4 週（2-4 週）あける		13 歳未満：2 回，13 歳以上：1 回または 2 回，1 回接種量：6 か月 -3 歳未満：0.25mL，3 歳以上：0.5mL
二種混合（DT）	不活化	①11 歳から 12 歳に達するまで	百日咳患者の増加から，DPT への移行が必要	予防接種法では，11 歳以上 13 歳未満
ヒトパピローマウイルス（HPV）	不活化	中学 1 年生女子 2 価ワクチン（サーバリックス®） 　①・②の間は 1 か月，①・③の間は 6 か月あける 4 価ワクチン（ガーダシル®） 　①・②の間は 2 か月，①・③の間は 6 か月あける		接種方法は，筋肉内注射（上腕三角筋部） 予防接種法では，12 歳 -16 歳（小学校 6 年生から高校 1 年生相当）女子 （注 11）2 価ワクチンは 10 歳以上，4 価ワクチンは，9 歳以上から接種可能 （注 12）標準的な接種ができなかった場合，定期接種として以下の間隔で接種を行う（接種間隔が 2 つのワクチンで異なることに注意） 2 価ワクチン：①・②の間は 1 か月以上，①・③の間は 5 か月以上，かつ②・③の間は 2 か月半以上あける 4 価ワクチン：①・②の間は 1 か月以上，②・③の間は 3 か月以上あける

（https://www.jpeds.or.jp/uploads/files/vaccine_schedule.pdf）

C ワクチンの接種手技（図24-1）

（1）皮下注の場合

- 接種部位

　橈骨神経は上腕伸側の中1/3において背側から腹側に斜めに下降するので，この部位での接種は橈骨神経の損傷を起こす危険性がある．したがって接種部位は上腕伸側の上1/3または下1/3が適切である．

- 手技

　皮膚に対しておよそ30～45度程度の角度で皮下に針を挿入する．長

表24-3　ワクチンの接種間隔

	次回接種までの間隔		該当する ワクチンの種類
	別のワクチンを接種	同じワクチンを接種	
生ワクチン	接種後は4週（中27日）以上の間隔をあける	ワクチンの種類ごとに決められている	ロタ，BCG，MR（麻疹風疹混合），おたふくかぜ，水痘など
不活化ワクチン（トキソイド含む）	接種後は1週（中6日）以上の間隔をあける	ワクチンの種類ごとに決められている	B型肝炎，Hib，肺炎球菌（13価），四種混合（DPT-IPV），ポリオ（単独），日本脳炎，インフルエンザ，HPV　など

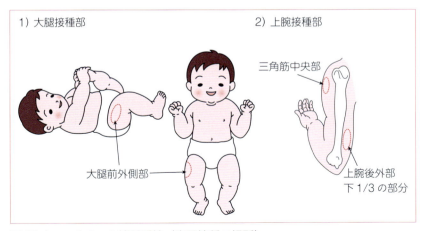

図24-1　ワクチンの接種手技（皮下接種の場所）

（予防接種ガイドライン2013年度版より）

さは 1.5 cm 程度.
- 針の種類

  26 〜 29 ゲージ針.
- 揉まない

（2）接種後の観察

基本は 30 分，最低 15 分は観察（アナフィラキシーに備え）が必要.

（3）同時接種について

- 1 種類以上のワクチンを 1 回で別の部位に接種すること.
- ワクチン接種の一つの目的は　免疫獲得の望ましい期間に接種終了することであり，接種期間が外れる可能性を避けるために同時接種を行うことが多い.
- 複数のワクチン（生ワクチンを含む）を同時に接種して，それぞれのワクチンに対する有効性について，お互いのワクチンによる干渉はない.
- 複数のワクチン（生ワクチンを含む）を同時に接種して，それぞれのワクチンの重篤な有害事象，副反応の頻度が上がることはない.
- 同時接種において，接種できるワクチン（生ワクチンを含む）の本数に原則制限はない.

D　接種の禁忌

- 発熱者（37.5℃以上）
- 重篤な急性疾患の罹患
- ワクチンの成分に対して極めて強いアレルギー（アナフィラキシー）がある場合

（1）重症児に予防接種を行う際の留意点

予防接種を行うにあたり，主治医（接種医）は保護者に対して，個々の予防接種の必要性，副反応，有用性について十分な説明を行い，同意を得ることが必要である．さらに発熱，けいれん，状態の変化などが起きた場合の十分な指導をしておく．原則として主治医又は予防接種担当医が個別に接種する．

1994 年に予防接種法が改正され，けいれん既往児などにも積極的に接種がされるようになった．2003 年に厚労省が提示した予防接種ガイドラ

インの一部を紹介する．このガイドラインでは，重症心身障害児やてんかんをもつ小児は，感染症に罹患した際の重症化や，発熱によるけいれんの再燃や重積症などのリスクが高く，むしろ積極的に行うことが望ましいとされており，以下のような具体的な基準が設けられている．

　a）発育障害が明らかであっても，全身状態が落ち着いており，接種の有用性が大であれば，現行の予防接種は接種して差し支えない．

　b）接種対象年齢を過ぎていても，接種の有用性が大であれば，接種して差し支えない．

　c）乳幼児期の障害児で，原疾患が特定されていない例では，接種後，けいれんの出現や症状の増悪を認めた場合，予防接種との因果関係をめぐって，混乱を生じる可能性があるので，事前に保護者への十分な説明と明示の同意が必要である．

　d）低出生体重児

　日本未熟児新生児学会の見解（2003年6月）によれば，出生時からの合併症がないことを確認の上，以下の要領で接種を行う．

・予防接種の原則は一般乳児と同様に適用する．
・ワクチンの接種開始は，出生後日齢，暦月齢を適用する．

　e）その他基礎疾患を有する児・者

　基礎疾患がある児・者や臓器・骨髄移植患者においては，以下の事項を基本条件としてその疾患の主治医と接種医が可能と認めれば接種する．

・基礎疾患の診断がついていること．
・抗体産生能に異常が考えられないこと．
・基礎疾患が疾病として安定期にあること．

　①てんかんを有する児・者

　発作状況がよく確認されており，病状と体調が安定していれば主治医（接種医）が適切と判断した時期にどのような種類の予防接種をしても差し支えない．

　②重症心身障害児

　重症心身障害児（者）は，発育障害，けいれんなどがあるため予防接種を受けていない例が多い．しかし，デイケアや施設入所などの際に感染症に罹患する機会が多く，また，感染症に罹患した際に重症化が予測されるため，予防接種を積極的に行うことが望ましい．

E　家族への接種

　家族と暮らす在宅児にとって，家族の疾病罹患は児の健康状態に直結するため，家族の疾病予防はとても重要となる．きょうだいを含む家族の予防接種は積極的に接種していきたい．家族には毎年のインフルエンザワクチン，きょうだいについては接種勧奨年齢に達しているワクチンを勧めていく．重症児のいる家族は接種のために医療機関に行けない場合が多く，往診時に自宅で家族の接種をすることは通院負担を減らすことができるため，積極的に行うべきである．

F　ワクチンの副反応（健康被害）

　接種後一定期間内に身体症状や疾病が出現することがあるが，予防接種そのものによる副反応である場合か，偶発的な紛れ込みである場合かを明らかにすることが困難な場合が多い．ワクチンによる副反応で頻度の高い症状は局所反応としての発赤・硬結・発熱である．生ワクチンの場合はそれに加えて弱毒化したウイルスによる感染症状がある．まれにはアナフィラキシー，じんましんなどのアレルギー症状や脳症などがある．

　局所反応に対しては局所冷却，発熱に対しては経過観察のみで 1〜2 日で解熱することが多いが，アセトアミノフェンなどの解熱薬を投与する場合もある．

　アナフィラキシーに対してはショックの治療手順に従い，気道確保，薬物投与を行う．往診カバンには，エピネフリン，ステロイド，抗ヒスタミン薬，アンビューバッグ®は備えておきたい．

　接種の際の重篤な副反応の報告や事故（期限切れ，接種量間違いなど）の報告は，速やかに市区町村の管轄課に届け出ることが義務づけられている．

G　ワクチンの管理

　ワクチンの温度管理と有効期限を守ることは力価を保つために重要である．温度管理については，不活化ワクチンは遮光し凍結を避けて 10℃以下で，生ワクチンは遮光して原則 5℃以下（凍結可）だが，例外としてロ

タワクチンについては凍結を避け 2 ～ 8℃での管理が必要である．乾燥BCG ワクチンは 10℃以下で保存する．特に往診途中の温度管理は重要で，クーラーボックスでの運搬だけでなくボックス内の温度チェックをすることが望ましい．また，接種の際には包装に記載されている有効期限をチェックすることが重要である．

文　献

- 厚労省
  http://www.mhlw.go.jp/topics/bcg/guideline/1.html#7（厚生労働科学研究事業のハイリスク児・者に対する接種基準と副反応に関する研究班）
- 日本小児科学会
  http://www.jpeds.or.jp/uploads/files/vaccine_schedule.pdf
- 国立感染症情報センター
  http://idsc.nih.go.jp/vaccine/vaccine-j.html
- 予防接種リサーチセンター
  http://www.yoboseshu-rc.com/index.php?id=12
- 日本ワクチン産業協会
  http://www.wakutin.or.jp/data/index.html
  http://www.wakutin.or.jp/medical/index.html（予防接種に関する Q & A）
- CDC
  http://www.cdc.gov/vaccines/default.htm
  http://www.cdc.gov/vaccines/pubs/pinkbook/downloads/appendices/D/vacc_admin.pdf（Epidemiology and Prevention of Vaccine – Preventable Disease. 通称 The Pink Book）

〔宮田　章子〕

25 重症児の初期治療のポイントを押さえる

在宅で楽しく充実した生活を送るためには，病状が安定していることが重要です．一番望ましいのは，病状の悪化を予測し予防することです．しかし，在宅で医療的ケアを受けている重症児の場合，病態が複雑に影響しあっている場合がほとんどで，先を予測することは困難です．少なくとも病状が進行する前に初期対応できれば，救急の受診や入院も防ぐことができ本人と家族の負担の軽減につながります．ここではそのための重症児の初期治療のポイントを解説します．

重症児の初期対応と治療には，次のような場合が想定される．
A．在宅移行時の変化
B．呼吸状態の悪化
C．急性感染症と発熱の管理
D．筋緊張，けいれんの増加
E．消化器症状（嘔吐，脱水）

A 在宅移行時の変化
―環境設定調整と生活リズムの安定化が鍵―

自宅では環境が病院と大きく異なり，子どもがすぐに適応できないことも多く，在宅移行時は急変に注意をしなければならない重要な時期である．治療ではないが，初期対応として重要である．まず，気温・湿度が一定の環境から気候に左右される変動のある環境に変わる．特に冬期の住居の室内温度は低く，暖房をしても病院と同等にならない上，部屋ごとの気温差がありドアの開閉で容易に気温が低下するため体温が変動しやすい．また湿度も低下しているので加湿を十分に行う．特に呼吸器を装着している場合は，あらかじめ加温加湿器の設定を上げるなどの留意をする．病院の設定のままだと室内の気温の低下による回路の結露が起こり，十分な加湿が

行えず，分泌物が固くなりカニューレ閉塞を起こしやすいだけでなく，無気肺のリスクや下気道感染のきっかけにもなる．十分に気道を加湿するためには，熱線つきの回路に変更することや回路の温度低下を防ぐために周りを布やビニール包装緩衝材などで巻き，設定の変更を検討する[1]．気管切開の場合，カニューレの交換も入院中と同様の頻度で行っていると，前述の理由から閉塞トラブルも起こりやすいので，予防的に頻回に行っておくことで初期のチューブトラブルを回避できる．安定してきたことを確認後，交換間隔をあける．

病院の照明はほぼ24時間点灯しているが，自宅では夜間には消灯するため睡眠リズムが変化し，機嫌の悪化と啼泣で呼吸の悪化や呑気による嘔吐が起きやすいため，呼吸器の設定や注入の調整，ガス抜きなどを適宜行う．夜間は暗いだけでなく介護者も睡眠を取るため観察が不十分になる．病院のアラーム設定は感度が高く設定されていることが多い．病院の設定のままでは，必要以上にアラームが鳴り，無視をすることやアラームを切ってしまうことに結びつきやすいので，本人の状態と家族の生活のバランスを見て設定の変更を検討する．

B 呼吸状態の初期変化 ―予備物品，指示変更などで対応―

普段から呼吸障害を有する場合，呼吸状態の変化や悪化をみきわめ対応することは困難な場合も多いが，日常の状態と呼吸数経皮酸素飽和度などの数値を把握しておくことは重要である．在宅の多くを占める重症心身障害児・者の呼吸不全のサインを例に挙げる（表25-1）．基礎疾患・医療的ケアの種類により初期治療は変化する．季節の変わり目では分泌物の変化が大きい．すなわち気温の変動や気圧の低下に伴う気道の過敏性の増加により，気道閉塞や分泌物が増加することが多いので，事前に分泌物がスムースに体外に排出しやすいように排痰補助だけでなく吸入，β刺激薬や去痰薬の事前投与などを行う．ステロイド吸入薬，β刺激薬の吸入剤，去痰薬などを予備薬としてあらかじめ処方しておき，症状が軽微なうちに開始するよう指示しておく．吸引の必要回数が多くなり介助者には負担が増えるが，閉塞の予防のためには十分な吸引は欠かせない．

気管切開を行っている患者で吸引チューブが入れにくかったり，吸引を

表 25-1　重症心身障害児者の呼吸不全

一般的な呼吸不全の治療基準	・低酸素血症：動脈血酸素分圧が 60 mmHg 以下（血中酸素飽和度 SpO_2 は 90％に相当；健常者では 95％以上） ・高炭酸ガス血症：動脈血 CO_2 分圧が 50 mmHg 以上
重症児の呼吸不全の治療基準	・上記の一般的治療基準が適合できないことが多い ・明らかな呼吸障害があっても SpO_2，CO_2 分圧は正常範囲のことがある ・症状はなくても SpO_2 が低めのことがあり（一般的には 90％以下では処置が必要），CO_2 分圧が高値のこともある（慢性化していれば 50 mmHg 以上でも代償機能により pH は保たれ許容範囲） ・チアノーゼがなくても低酸素状態はありうる．SpO_2 が 70 〜 85％でチアノーゼを時に認め，70％以下では確実に認める ・酸素を使用した場合には SpO_2 が 90％台でも，高炭酸ガス血症で傾眠や意識障害をきたすこともある（CO_2 ナルコーシス） ・平時の値を把握し，日常生活と比較することが必要
パルスオキシメーター	・動いても安定して測定できる機種が望ましい 　ネルコア社マシモ社など各社から多数販売されている
カプノメーター （呼気中 CO_2 分圧測定器）	・メインストリーム方式：マシモ社 EMMA™, Capno True AMP™ などがハンディである ・サイドストリーム方式：コヴィディエン社 N-85™ Capno True ASP™ がハンディである

（文献 1）より作成）

行っても閉塞音の改善が認められない場合は，まず気道の閉塞を疑ってカニューレ交換を行う．特に経皮酸素飽和度が低下している場合は，躊躇しないで交換をするよう指導しておく．そのために家族がカニューレ交換を行えること，予備のカニューレを自宅に保管しておくことが必要である．また，人工呼吸管理を行っている場合で，カニューレ交換を行っても改善せず気道の閉塞が考えにくい場合は Mask&Bag での用手換気を行う．改善傾向があれば，あらかじめ悪化時に使用できるように設定した副設定に変更するように指示し，緊急往診を行う（近年の呼吸器は通常設定以外に副設定を行える機種もあり，夜間用や悪化時用などに使用することができる）．ただし，急激に低酸素状態が進行する場合は救急車の要請を行うよう指示する．

　基礎疾患として循環器疾患を有さず在宅酸素療法を行っている場合，高炭酸ガス血症がなければ経皮酸素飽和度を通常時に維持するよう酸素投与

量を増やす．

C 急性感染症と発熱の対応 —予備薬で先手治療を行う—

　乳幼児期初期は免疫機能が未熟で感染症に罹患しやすい上に，基礎疾患を有し在宅療養を行っている小児は，感染症に罹患すると重症化しやすく，かつ二次感染も起こしやすい．原病の悪化にもつながるため，初期対応が必要である．発熱に対して，基礎代謝の負荷軽減のために解熱薬は早めの使用が勧められる．薬剤の第 1 選択は，アセトアミノフェン 10 mg/kg/回をおおむね 4～5 時間に 1 回，1 日 3 回まで使用可．内服薬，坐剤どちらでもよい．

　感染症のフォーカスは，気道であることが多く，ウイルスが原因の病原体であっても，その後，気道に常在菌として存在している MRSA（methi-cillin resistant *S. aureus*），*Pseudomonas aeruginosa*，*Serratia marcescens* などが二次感染を起こしてくる．二次感染の予防のために経口抗菌薬を病初期から投与する場合もある．そのためにあらかじめ喀痰培養で菌の種類と感受性を検査し，抗菌薬の選択を決め，予備薬として自宅に保管してもらい早めの開始を指示する．投与にもかかわらず感染がコントロールできない場合は，経静脈的な抗菌薬投与が望ましく，全身状態が不良である場合，入院治療に切り替える．

D 筋緊張，けいれんの増加 —頓服薬を上手に使用する—

　在宅重症心身障害児では四肢麻痺やてんかんを合併していることが多い．環境の変化，ストレス，感染，痛みなどで容易に筋緊張が強くなり，呼吸の悪化，睡眠の確保が困難となり負のサイクルに入ってしまうため，筋緊張亢進の原因を早期に見つけ対処することは重要である．原因が不明で薬剤での対応が求められる場合，定期薬として投与されている薬剤に加え，頓服として追加できる薬剤の準備が必要である．筋弛緩効果の期待できる薬剤には，ジアゼパム，フェノバルビタール，塩酸エペリゾン，塩酸チザニジン，エチゾラム，バクロフェンなどが挙げられるが，ジアゼパムや一部の抗けいれん薬では分泌物が増え上気道閉塞が増強する場合がある

ので，主治医からあらかじめ薬剤と投与量と回数の指示を受けておく．入眠すると緊張が軽減するので，入眠薬のトリクロホスナトリウム（トリクロリールシロップ®0.2 ～ 0.8 mL/kg）を頓服で使用することもある．

　けいれんの増加に対しては呼吸抑制の強いけいれん重積が出現しない限り自宅で対応できる．主治医の指示をあらかじめ仰いでおき薬剤の追加指示をもらっておくとよいが，それがない場合，ジアゼパム坐剤（0.3~0.5 mg/kg）が使われることが多い．いずれの薬剤も自宅に予備薬として保管しておくと便利である．

E　消化器症状（嘔吐, 便秘）
―消化管の生理的な動きを促し, 栄養・水分の補給を確保する―

　体調が悪化すると，消化管への血流低下により消化管の動きが低下する．胃内残渣が増え嘔吐や腹部膨満が出現，便秘がさらに悪化する．対処が遅れると嘔吐による誤嚥性肺炎や腹部膨満による横隔膜の挙上で呼吸運動の悪化が起き，消化管の問題だけでなく全身状態をさらに悪化させる．嘔吐を抑えるためドンペリドンの使用をすることはあるが，ガス抜きや浣腸を早

体重	維持水分量（1日あたり）
0～10 kg	100 mL/kg
10～20 kg	1,000 mL ＋ 50 mL/kg（10 kg を超えた kg）
20 kg 以上	1,500 mL ＋ 20 mL/kg（20 kg を超えた kg）

体重 kg（年齢層）	維持水分量	必要水分量
3 ～ 10 （乳児）	100 mL/kg/ 日	120～150 mL/kg/ 日
10 ～ 15 （幼児）	70～80 mL/kg/ 日	90～120 mL/kg/ 日
15 ～ 35 （学童）	50～60 mL/kg/ 日	50～90 mL/kg/ 日
35 ～ 　　（成人）	40～50 mL/kg/ 日	50～　 mL/kg/ 日

必要水分量 ＝ 維持水分量 ＋ 不感蒸泄の増減 ＋ 分泌物の体外喪失

図 25-1　維持水分量と必要水分量の算定

（文献 1）より）

めに行うことで改善する場合も多い．初期には食事量や栄養剤の注入量を減らし負荷を減少させる．嘔吐を減らし，脱水を予防するために水分だけでなく電解質と糖を含んだイオン飲料を投与する．頻回の嘔吐でなければ，輸液を回避できる．消化管のぜん動運動が低下している状態にぜん動運動を低下させる薬剤は推奨されない．

　小児の維持水分量を（図 25-1）に挙げる．必要水分量は，基礎代謝の低い障害者（特に呼吸器を使用している）では不感蒸泄が少なく維持水分量が少なめなことが多く，また，嚥下ができず唾液の流出の多いケースなど，分泌物の体外喪失を加える必要がある．これらを勘案して算定していく．

文　献

1) 北住映二ほか：新版医療的ケア研修テキスト―重症児者の教育・福祉，社会生活の援助のために．クリエイツかもがわ，2012．

〔宮田　章子〕

26 小児へのオピオイド鎮痛薬の使い方のコツを知る

> モルヒネを代表とするオピオイド鎮痛薬は，がん患者の痛みや呼吸困難のマネジメントに有用であり，成人の緩和ケア領域では欠かせない薬剤です．小児においても同様の効果が期待できるものの，残念ながらわが国の在宅医療の現場で小児に使用される頻度は多くありません．
> ここでは在宅で過ごしている子ども達を念頭に，オピオイド鎮痛薬の使い方についてのポイントを記載します．ただし筆者は小児在宅医療の経験が少ないため，主に小児専門病院における実践をもとにした内容であることをご承知ください．

A 小児の痛み治療に関する WHO ガイドライン

　小児がんの子どもを対象とした症状緩和のガイドラインは，1998年に世界保健機関（WHO）が刊行した「Cancer Pain Relief and Palliative Care in Children」をはじめ種々作成されてきたが，非がん疾患の小児を対象に含めたガイドラインはなかった．そのような中，2012年にWHOは疾患を「内科的疾患をもつ小児」に広げたガイドライン「WHO guidelines on the pharmacological treatment of persisting pain in children with medical illnesses」を発表した（以下，WHOガイドライン）．翌年には武田らによって和訳され，「病態に起因した小児の持続性の痛みの薬による治療」[1]としてわが国でも出版された．これは小児の痛み治療に関する最新のガイドラインであり，実際の臨床現場において参考にすべき内容が記載されている．（WHOのホームページ[2]から無料でダウンロードできるので，是非原文にも目を通していただきたい．）

B 小児の痛みにオピオイド鎮痛薬を使う時

　ここでは小児の痛みを治療する際のポイントについて，WHOガイド

ラインの記載に沿った内容🅖と私たちの実践🅔を併記する．

（1）その子どもは痛みを抱えているか？　鎮痛薬を使うべきか？

🅖：小児が痛みを言葉で表現できるようになるのは，一般に2～4歳とされている．年齢的に，あるいは知的障害により話すことができない小児において，痛みを抱えているかどうかの判断の参考になる行動を表26-1 に示す．

　実際にこのような行動がみられても，それが痛みに起因するものと考えづらい場合もある．しかし現在の知識や診断技術には限界があり，疾患が進行した時や，もっと感度のよい診断法が開発された時に，痛みの診断がされる可能性を考えておくべきである．そして痛みに苦しむ全ての小児は，薬により，または薬以外の治療法により治療されるべきである．

🅔：子ども自身が痛みを表現し，かつ痛みの原因となる病態が明らかである場合には，鎮痛薬を使うことに躊躇はない．臨床現場でしばしば遭遇する問題は，子どもが痛みを感じている可能性があるものの，痛みの病態が特定できない場合である．

　私たちは使用を迷う場合，まずは屯用で鎮痛薬を投与し（多くの場合はアセトアミノフェンから），子どもの表情や行動から効果を評価して継続するかどうか判断している．両親には，1回の使用で重篤な副作用はまず起きないことと，一旦使い始めても，いつでも止められることを事前に話しておく．

表26-1　慢性的な痛みを抱えた子どもの行動

- 不自然な姿勢
- 身体を動かされることを恐れる
- 表情に乏しい
- 周囲に対して無関心になる
- 過度に静かになる
- イライラがひどくなる
- 気分が落ち込んでいる
- 睡眠障害
- 怒り
- 食欲が変化する
- 学業成績が低下する

（von Baeyer CL, Spagrud LJ：Systematic review of observational (behavioral) measure of pain for children and adolescents age 3 to 18 years. Pain.2007,127：140-150. より）

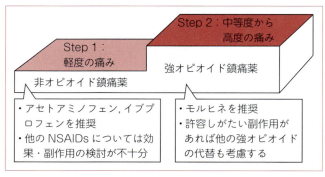

図 26-1　WHO ガイドライン　2 段階除痛ラダー

(文献 1) を参考に筆者が作成

(2) どの鎮痛薬から開始するのか？（2 段階除痛ラダー）

G：WHO ガイドラインには，これまでの 3 段階除痛ラダーを 2 段階へ変更すること，およびそれを用いることで適切な除痛をもたらすことが可能であると記載されている．すなわち痛みが軽度であると診断・評価されれば，非オピオイド鎮痛薬のアセトアミノフェンまたはイブプロフェンが，中等度から高度の場合には第 2 段階の強オピオイド鎮痛薬が選択される（図 26-1）．

E：実際の臨床現場では，子どもに痛みはあるが，どの程度の強さなのか評価が難しい場合がある．私たちは子どもの疾患が小児がんであれば，あまり躊躇せずに強オピオイド鎮痛薬を開始している．非がん疾患の子どもでは副作用が少ないアセトアミノフェンから開始し，効果はあるが不十分と評価すれば NSAIDs（非ステロイド性消炎鎮痛薬）に変更，または追加することが多い．

(3) 非オピオイド鎮痛薬は何を使ったらいいか？

G：WHO ガイドラインでは，生後 3 か月以上の小児に対してアセトアミノフェンまたはイブプロフェンを推奨している．生後 3 か月未満の乳児では，アセトアミノフェンのみを選択肢としている（表 26-2）．イブプロフェン以外の NSAIDs が推奨されない理由は，小児における有用性と安全性について十分な研究が行われていないからである．

E：非オピオイド鎮痛薬として，私たちはまずアセトアミノフェンから開始している．その効果が不十分な時，学童期以上の子どもであれば

表 26-2 新生児，乳児，小児に使用する非オピオイド鎮痛薬

薬	新生児 生後 0～29 日	乳児 生後 30 日～3 か月	生後 3～12 か月の乳児または 1～12 歳の小児	1 日最大投与量
アセトアミノフェン	1 回 5～10 mg/kg 6～8 時間ごと	1 回 10 mg/kg 4～6 時間ごと	1 回 10～15 mg/kg 4～6 時間ごと	新生児，乳児，小児：1 日 4 回まで
イブプロフェン			1 回 5～10 mg/kg 6～8 時間ごと	小児：40 mg/kg/日

（文献 1）p.46 より）

NSAIDs を使うが，薬剤としてはイブプロフェン以外にロキソプロフェンやフルルビプロフェン（内服が難しい時）も選択肢としている．NSAIDs を長期に使用する場合は，成人と同じように胃腸障害や腎障害などの副作用に注意が必要で，私たちは H_2 ブロッカーやプロトンポンプ阻害薬を予防的に投与している．

(4) オピオイド鎮痛薬は何を使ったらいいか？

G：WHO ガイドラインでは，第 2 段階に用いる強オピオイド鎮痛薬としてモルヒネを第一選択として推奨している．モルヒネは小児において最も広く用いられてきたオピオイド鎮痛薬であり，剤形が豊富で，薬物動態や初期投与量について報告があるためである．

その他の強オピオイド鎮痛薬（フェンタニル，オキシコドンなど）はエビデンスが不十分なために推奨されないが，それぞれの状況に応じて決めるべきである．また弱オピオイド鎮痛薬に分類されるトラマドールは，有用性と副作用に関するエビデンスに乏しいため推奨されていないが，新しいデータが出てくれば見直される可能性がある．

E：モルヒネは最も使われているオピオイド鎮痛薬であるが，病院内で子どもの痛み治療を行う場合，私たちはフェンタニルの静脈内注射を使う頻度が比較的高い．モルヒネより作用時間が短いため処置時の鎮痛に使い慣れていること，さらには消化器系の副作用が少ないことがその理由である．オキシコドンは効力と副作用がモルヒネと似ており，私たちは低用量の徐放製剤と速放製剤をよく使用している．トラマドールは，痛みの程度がそれほどは強くなく，家族に「麻薬」に対する抵抗感がある場合に処方

することがある.

(5) オピオイド鎮痛薬はどのくらいの量で開始したらいいか?

🅖:最適な鎮痛のためには,オピオイド鎮痛薬は個々の小児にあわせて,徐々に増量調節する必要がある.WHO ガイドラインには,オピオイド鎮痛薬の開始量が,新生児,乳児,1 ~ 12 歳の小児に分けて記載されている(表 26-3).

🅔:WHO ガイドラインには開始量が記載されているが,根拠となった研究に日本人のデータは含まれていない.**私たちは実際にはガイドラインの記載より少ない量(50%程度)から開始している**.たとえばモルヒネの経口薬(速放製剤)の場合は,100 ~ 200 µg/kg の 6 時間ごと投与,フェンタニルの持続静脈内注射の場合は,0.5 µg/kg/ 時前後を目安に始めることが多い[3].

表 26-3 オピオイド鎮痛薬の投与開始量
(オピオイド鎮痛薬の使用既往のない 1 ~ 12 歳の小児)

薬	投与経路	投与開始量
モルヒネ	経口投与(速放製剤)	1 ~ 2 歳:200 ~ 400 µg/kg 4 時間ごと 2 ~ 12 歳:200 ~ 500 µg/kg 4 時間ごと(最大 5 mg/ 回)
	経口投与(徐放製剤)	200 ~ 800 µg/kg 12 時間ごと
	静脈内注射 皮下注射	1 ~ 2 歳:100 µg/kg 4 時間ごと 2 ~ 12 歳:100 ~ 200 µg/kg 4 時間ごと(最大 2.5 mg/ 回)
	持続静脈内注入	開始量 100 ~ 200 µg/kg, 維持には 20 ~ 30 µg/kg/ 時間
	持続皮下注入	20 µg/kg/ 時間
フェンタニル	静脈内注射	1 ~ 2 µg/kg 30 ~ 60 分ごとの反復投与
	持続静脈内注入	開始量 1 ~ 2 µg/kg,維持には 1 µg/kg/ 時間
オキシコドン	経口投与(速放製剤)	125 ~ 200 µg/kg 4 時間ごと(最大 5 mg/ 回)
	経口投与(徐放製剤)	5 mg 12 時間ごと

(文献 1)p.48 より抜粋)

C 小児にオピオイド鎮痛薬を使う時の注意点

(1) 鎮痛薬の投与経路

G：鎮痛薬の投与は，最も簡便で，最も効果的で，痛みを伴わない経路を選択する．すなわち経口投与が基本であり，それができなくなった場合に，静脈内注射，皮下注射，直腸内投与，経皮的投与を考慮する．

E：小児がんの子どもでは中心静脈ルートが確保されていることが多く，私たちは入院中の場合には，経口投与が可能であっても利便性の高い静脈内注射を選択することが多い．在宅療養中の子どもで開始する場合は，WHO ガイドラインにあるように経口投与（経鼻胃管，胃瘻を含む）を第一選択に考える．フェンタニルの貼付剤は，細かい用量調節が難しいこと，乳幼児では皮膚からの吸収にバラツキが大きいために使用は慎重に考えている．

(2) 副作用対策

G：副作用について WHO ガイドラインには，薬剤ごとに「よくある副作用」，「頻度の少ない副作用」，「稀な副作用」に分けて記載されている．たとえばモルヒネのよくある副作用として以下が列挙されている．

> 嘔気，嘔吐，便秘，頭部ふらつき感，傾眠，浮動性めまい，鎮静，発汗，気分不快，気分高揚，口渇，食欲不振，尿路や胆道のけいれん，かゆみ，発疹，心悸亢進，徐脈，体位性低血圧，縮瞳

また耐えがたい副作用をもたらした場合には，他の薬剤への切り替え（オピオイド・スイッチング）ではなく，投与量を減量することを勧告している．

E：子どもにオピオイド鎮痛薬を開始する際には，成人と同じように副作用対策に最大限の注意を払うことが大切である．便秘はほぼ必発であるため，緩下薬の処方を忘れないようにする．また子どもでは嘔気・嘔吐は多くないため，予防的な制吐薬投与はしないことが多い．便秘や搔痒感，尿閉などが難治性の場合，WHO ガイドラインでは推奨されていないが，私たちはオピオイド・スイッチングを試みることがある．

D 小児の呼吸器症状にオピオイド鎮痛薬を使う時

小児でも，呼吸器症状にオピオイド鎮痛薬を使う時がある[4]．ここでは実際に私たちが呼吸困難の緩和を目的にモルヒネを投与した症例を紹介する．

症 例

免疫不全を伴う非がん疾患の10代女児．小学校入学の頃から退行し，入院前には自力での移動が不可能であった．また嚥下機能低下のため摂食量が減り，30 kgあった体重は20 kgにまで減少した．繰り返す呼吸器感染症の影響で慢性呼吸不全となり，在宅酸素療法を導入した．精神発達遅滞があり病状の理解は困難であったが，自分自身の希望を伝えることはできた．

X年Y月，気胸による急性呼吸不全で集中治療室に入院した．胸腔ドレナージを施行後，呼吸困難の緩和を目的にモルヒネの持続点滴（10 μg/kg/時）を開始したところ自覚症状の改善が得られた．経路を速放製剤の経口投与（125 μg/kg，1日4回）に変更し，入院後4週目に自宅へ退院した．その後亡くなるまでの約2か月間，かかりつけの小児科医の往診と訪問看護師のケアを受けながら自宅で生活することができた．この間もモルヒネは継続され，呼吸困難を訴えることはほとんどなかった．

E：子どもの呼吸困難の緩和に，比較的少量のモルヒネが有効なことがある．私たちは安全に，かつ速やかに症状を緩和したい時は，緊密な観察と速やかな対応が可能な環境下において，モルヒネを静脈内投与で開始することがある．

ここまで小児にオピオイド鎮痛薬を使う時のポイントについて，WHOガイドラインと並び私たちの拙い実践も記載した．小児を対象とした研究は実施困難なことが多いため，十分なエビデンスは存在しない．目の前の子ども達の苦痛症状が少しでもやわらぐことを願い，違う意見もあることを承知で私たちの実践を敢えて記載した．これから小児在宅医療を始めようとされている皆さまに，少しでも参考になれば幸いである．

文　献

1) 武田文和 監訳：WHO ガイドライン 病態に起因した小児の持続性の痛みの薬による治療．金原出版，2013．
2) http://www.who.int/medicines/areas/quality_safety/guide_perspainchild/en/
3) 天野功二，阿部泰子，坂口公祥ほか：造血幹細胞移植時の粘膜障害による疼痛に対するフェンタニルを用いた Patient-Controlled Analgesia．小児がん．2010，47（3），428-433．
4) 永山淳：さまざまな症状のコントロール．実践！！小児在宅医療ナビ，前田浩利編，249-262，南山堂，2013．

〔天野　功二〕

27 筋ジストロフィー患者の エンド・オブ・ライフまでを支える

筋ジストロフィー，特にデュシェンヌ型筋ジストロフィーは知的な障害はなく，小学校高学年まで歩けることが多いが，その後急速にADLが低下し，呼吸不全が進行．NPPVなどの呼吸補助療法を行っても，20代半ばから30代初めには，心不全でほぼ全例が死に至る経過をたどります．自らの死期を知りながら徐々に運動能力を失っていく苦痛は大きく，特に終末期は呼吸苦に加え，食べたくても食べられない苦痛や死への恐怖など緩和ケアに対するニーズは高いものの，これまで緩和ケアの対象として十分認識されてこなかった疾患です．とはいえ，筋ジストロフィーやその終末期について，特別な経験や知識をもたない医師が，これまでの経験を活かしつつ 緩和的な視点をもって最期を支えることは可能かもしれません．本項では，自身の体験に基づいて，筋ジストロフィー患者の終末期の在宅支援について考えます．

A 麻酔科医，在宅医療を学ぶ

「非侵襲的なペインコントロールを学びたい」そんな想いで在宅医療の門を叩くことにした．私のバックボーンは，麻酔科である．初期研修後5年にわたって麻酔科医として，主に周術期管理について研鑽を積んできた．なぜ，急性期治療から突如在宅医療をめざしたのか．それは，ペインサービスの幅を広げたかったからだ．麻酔科医が硬膜外麻酔や脊髄くも膜下麻酔，神経ブロックなど侵襲的な手技を基盤にしたペインコントロールを得意とするのはご存じの通りである．しかし，内服や皮下投与などの非侵襲的なペインコントロールは今後重要性が高まっていくと考え，非侵襲的な鎮痛療法を主に使用している在宅医療の勉強を志したのである．私がトレーニングを受けた診療所は，0～100歳まで，先天性疾患から悪性腫瘍の末期までと幅広い患者を受けもっており，その多様性に魅かれたということもある．

プライマリ・ケアに対する経験はほぼ皆無であった．さらに，周術期の呼吸や循環動態管理の経験があったが，それらの知見は果たして役に立つのだろうか，また慢性期の管理はできるのだろうかという不安を抱えつつの診療開始であった．

B デュシェンヌ型筋ジストロフィー患者との出会い

就任 2 日目の朝であった．「1 回換気量が 150 mL しか得られていない．筋ジストロフィーの末期だから，理学療法が奏功しなければ，モルヒネ導入が必要になるだろう」「でも，本人も家族も麻薬なんか到底受容できる状況ではないと思う」「麻薬が受容できなければ，苦しむことしか残っていないのか」と紛糾する朝のカンファレンスが目の前で行われていた．そんな中，院長に「先生の麻酔科医としての経験を生かし，往診に同行して呼吸リハビリに参加してほしい」と言われるがまま従った．

紹介された患者は，まさに「目を疑う」状態であった．表情は苦悶様で，会話は絶え絶え，呼吸は浅く，30〜40 回の頻呼吸で，酸素飽和度は 90％前後を不安定に推移し，NPPV を装着しているにもかかわらず 1 回換気量は 200 mL 弱，肺コンプライアンスは 10 mL/cmH$_2$O，脈拍は 120 回で，いわゆる慢性呼吸不全の末期状態だった．HCU や ICU でも治療に難渋しそうなこの状況をいかにして打開するのか，あまりの重症度に頭がフリーズしてしまうほどだった．聴診すると，両側肺野の含気は極めて不良で，上肺野は対照的に過膨脹傾向であった．つまり，換気血流不均等が呼吸不全を生じている可能性が強く疑われた．そこで，麻酔中に用いる肺リクルートメント手技の原理を頭に描きながら，自発吸気に合わせてアンビューバッグ®マスクによる加圧維持を行った（以下，呼吸加圧リハビリと称する）．

呼吸加圧リハビリによって，直ちに 1 回換気量が 200 mL から 400 mL 程度まで増加し，胸部の動きが改善した．

自分が培ってきた急性期治療のノウハウを，在宅医療の患者でも活かせるかもしれないと期待を胸に抱いた瞬間であった．そしてこの瞬間を皮切りに，筋ジストロフィー最末期の患者との半年の付き合いが始まった．

C リハビリの効果とその限界

　呼吸加圧リハビリと無気肺予防のため半側臥位にし，胸郭可動性向上リハビリを継続することによって病状は改善していった．穏やかな表情となり，会話も明瞭で，食欲は回復し意欲も増進，酸素飽和度は95％前後を維持でき，呼吸数も20回程度に安定し，脈拍は90回前後と改善がみられた．医療者と両親は症状と各種数値の改善を実感していた．それは，両親はもとより医療者すら，あの騒然とした朝カンファレンスの病状が記憶の彼方になってしまうほどの劇的な改善具合であった．

　しかし，そんな目覚ましい状態改善の中，私の中には何とも言えない暗雲がたちこめるようになっていた．それは今後の病状予後について両親との間に生じ始めた差異であった．家族は呼吸加圧リハビリを含め呼吸リハビリを続けることで病状が良くなり，今後もADLが改善し続けるという「希望」をもつようになっていた．一方で，私は段階的に病状が進行していくと考えていた．また，上肺野の過膨張が顕在化した際には，生命予後規定因子である呼吸不全を改善する治療手段の中止を余儀なくされるという見通しも少なからず抱いていた．というのも，文献検索をするうちにカフアシストマシーンや加圧リハビリによって無症候性気胸を発症した筋ジストロフィーの症例が2005年以降から少数であるが報告されていたからである．すなわち，リハビリの劇的ともいえる効果の陰で，呼吸不全状態の再燃が確実に迫ってきていたのである．

　呼吸加圧リハビリを導入し約2か月後，上肺野の過膨張を示唆する理学的所見と前胸部痛が散発した．そして両親から，筋ジストロフィーで無症候性気胸を発症し，望まない最期を迎えられたケースを紹介され，このまま呼吸加圧リハビリを続けることへの危惧が示された．リハビリは奏功していたものの，同治療の中断を提案せざるを得なくなった．

D リハビリ中止後の経過

　本人も同意の上で呼吸加圧リハビリを中止したが，家族と本人から「2か月という時間を作りだした呼吸器リハビリは非常に意味があった」とコメントをいただいた．患者や家族の希望を加味した上での治療方針決定で

はあったが，呼吸リハビリの中止という自分の判断は，医師として妥当だったのか，ほかに呼吸機能を改善させる非侵襲的な方法がないのか悩んでいた．このような悩みを抱える自分を，診療所の他の医師や看護師，そして理学療法士など多くのスタッフが支えてくれた．

　呼吸加圧リハビリの中止により，加速的な呼吸機能の低下と，それによって生じる全身倦怠感や食欲の低下などさまざまな症状が顕在化した．本人から「肺に空気が入っている感じがしない」「疲れた」「薬は飲み込めないので噛み砕いてなんとか飲んでいる」「食事はほとんどとれていない」などさまざまな訴えが聞かれるようになった．それまで呼吸加圧リハビリが奏功していただけに，本人の辛さもさることながら，状態悪化を目の当たりにする家族も，さぞ辛かったであろう．

　この段階で初めて，呼吸苦の緩和のためモルヒネなどの医療用麻薬を使用することを提案した．本人からは「モルヒネはとてもマイナスなイメージである」という意見が聞かれ，「ほかに呼吸苦を改善する方法はないのか」と何度も質問をされた．しかし，私には呼吸加圧リハビリほどの効果が期待できる手技は考えつかなかった．また家族からは「呼吸苦という身体の異常を知らせてくれる重要なサインを取り除くことで病状の変化に気づくのが遅くなることは危険ではないか」，また「命を短くしてしまうのではないか」という懸念も示された．

　これらの想いを加味して，麻薬の導入は悪性腫瘍の患者よりも緩徐に行う必要があると考えた．そして麻薬の導入は，単に鎮静や呼吸苦緩和ではなく，限られた時間で自分らしく生きることを最優先にできる状況を整えるという理念で行った．

　また，肺リクルートメント手技は行えずとも，体位変換や胸郭運動のリハビリを行うことで呼吸予備力を生かし，麻薬導入まで，考える時間的な余裕を提供できた．

　今回はブプレノルフィンを呼吸苦緩和の目的に使用したが，「NPPVのバンドが痛くてたまらない」「頭痛が止まらない」など，呼吸不全も症状が顕在化し「呼吸苦」に苛まれていることが導入の契機となった．導入後約1か月半で永眠されたが，その約2週間前には花火大会で3時間以上の外出をすることもできた．グリーフケアでは，両親より「本人の思うようにできていたと思う」「亡くなる1日くらい前から，障害をもってきた

ことをうわ言で謝ったり，幻覚を見たりしたこともあった．辛かったけれども診療所には本当に診てもらってよかったと思う」と最期を振り返る場面もあった．

呼吸器機能改善を目的とした理学療法を積極的に行い，生きる悩みをともに考え，そして支えるということを勉強した二人三脚の歩みが幕を閉じた．

E 「支える」とはどういうことか

この患者は，呼吸不全が増悪し通院困難になったことを契機に往診導入となっており，私が初診したのは，導入後約2週間であった．高度の慢性呼吸不全に対して，麻酔科医として蓄えてきた知識や経験を活かして呼吸リハビリを行い，一時は病状とADLの改善をはかることができたが，気胸のリスクを考慮し，やむなく中断．呼吸リハビリ中止後は，呼吸不全の症状が顕在化したためブプレノルフィンを用いて呼吸苦を緩和し，永眠2週間前まで外出などが可能だった症例である．

この症例は，病状の根治が難しい先天性疾患の緩和をどのように行うか，そして「支える」とはどういうことなのか学ぶきっかけを与えてくれた．

「支える」とはともに悩み，あがき，そして苦しむことなのではないか．EBMが叫ばれる現代，医療者が治療方針の決定に苦慮することは少ないのかもしれない．種々の治療手段，検査手段，方策までもがガイドラインで策定されおり「悩む」ことなどあるべきではないとの声が聞こえてきそうである．しかし，それらを適用さえすれば「真」に正しく，そして適切な医療行為なのだろうか．患者やその家族は「生きる」ことへの悩みや葛藤，不安などさまざまな感情の渦に巻き込まれる．そんな「生きざま」とともにあがき，苦しむことが「支える」ことになり，パターナリズムからの脱却となると考える．

しかし，同時に症状緩和を十分に行うことは重要である．その目的は「生きる」ことを考えるための時間をつくることにある．緩和療法と聞けば，麻薬を含めた薬物療法による鎮痛に安易に思慮や思索が向きがちである．しかし，症例で提示したように，まずはリハビリや療養環境の整備など，非薬物療法を試みるのはどうだろうか．呼吸循環を適正に保つ治療を最大

限に行ってこそ，受け入れがたい「麻薬」のような薬への受容を促す一手になるはずである．そして，呼吸循環の適正化も「呼吸苦」などの症状を緩和する技術の一つであることを忘れてはならない．

　「支える」とはともに苦しむことかもしれない．従来の医師患者関係を鑑みると，そんなともにあがき悩むという天邪鬼な考えが，かえって患者を支えることになる可能性がある．デュシェンヌ型筋ジストロフィーの患者と過ごしたこの半年は,「支える」ことを改めて考えなおす契機になった．

　臨終後約半年して家族と面談した際に「先生方に診てもらえて本当によかったです．思い返しても，本人の思う通りの最期，そして人生であったと思います．私たちも診療所の活動や地域活動の助けとなりたい」との言葉を頂戴したことを記しておく．

〔菅沼　大〕

28 子どもと家族の意思決定を支援する

子どもの意思をどのように理解し，それを治療やケアの中にどう入れ込むか，また子どもと親の意見が対立した場合にはどのように調整をしていくか，子どもの意思をどこまで尊重するかなどについて解説します．

　親の育ってきた環境，教育，宗教など，さまざまな親の考え方の要素が子どもの成長に影響を与えることは言うまでもない．そのため，親が子どもについて何かを決定する時にも，その価値観で大きく結果が異なってくる．また，時代や文化によってもその決定は変わってくる．在宅で障害や病気をもちながら暮らしている子どもには，成長過程の中でいくつかの医療的な選択を強いられることがある．子どもの権利条約第18条[1]には，子どもの最善の利益が親の基本的関心となることが定められているが，医療者は親の意思決定の場面で，子どもの最善の利益を最優先し考えられているか見極めながら支援していく必要がある．

A 在宅で医療者が関わるさまざまな意思決定の場面

　在宅で関わっていく子ども達の疾患はさまざまで，心身の成長が最も著しい時期でもあり，成長発達も個別性がみられる．医療者は，その親が子どものためにさまざまな意思決定をする場に遭遇する．疾患によっても異なるが大きく4つの場面が考えられる．
　①治療の決定
　　例）手術や抗がん薬など，身体に侵襲を伴う治療を行うか，またはいつまで続けるのかという選択
　②病院や療養先の決定
　　例）「もっといい治療があるのではないか」という思いで病院をいくつか回る

③延命の決定
　　例）気管切開や人工呼吸器の装着，胃瘻造設など身体に侵襲のある医療行為を行う時
　④療育・教育の決定
　　例）どこの特別支援学校に行くかという選択
　在宅で病気や障害のある子どもの意思決定を支えるには，地域には多くの専門職がいることを知ってもらうことが必要である（図28-1）．

B 「Family-centered care」という考え

　小児期は心身の成長発達が人生にとって最も活発な時期であるため，病気や障害のある子どもへのケアを提供する医療者は，病気の特性はもとより，その子の成長と発達に焦点を当てる必要がある．また，その成長にも個別性が著しく見られる時期であり，その子の成長発達に合わせながら関わることが重要になってくる．さらに，その親は若く働き盛りで，これから社会的な役割を担う社会的成長の時期である．きょうだいもまた成長時

医療機関	行政機関	福祉機関	教育機関	その他
中核病院 訪問診療 訪問看護 訪問リハビリ	保健師（区市町村・都道府県） 区市町村役場 　障害支援課 　生活支援課 　児童支援課 　児童相談所	児童発達支援課 放課後等デイサービス 訪問介護	学校 特別支援学校 療育センター	民生員 ボランティア
治療や健康管理に関するサポート ・適切な治療の情報提供	制度に関するサポート	生活に関するサポート	教育・療育に関するサポート	地域住民からのサポート

←―――――――――――――― 連携 ――――――――――――――→

※地域によっては名称が異なる場合や，サポートが確立されていないこともある．

図28-1　子どもの意思決定を支える社会資源

期にあり，家族の環境も大きく変化する時期なので，病気をもつ子どもをケアする際には，親・きょうだいも含めたケアが必要である．

病気を持つ子どもをケアする際にFamily-centered care（以下FCC）という概念を用いることがある．FCCは，NICU領域のケアの理念として1980年代から重要視されている理論である．FCCとは下記のような統合的なケアシステムである[2]．

- 出生した子どもを含めた家族をひとつのユニットとしてケアの対象と捉える
- 新たなメンバーとしての子どもを受け入れ，家族の発展を支えることを重視する
- 専門職と家族との開かれた信頼しあえる関係を基盤に，両者の協働によって展開される
- 専門職は権威者としてではなく，親のよきパートナー，ファシリテーターとして，家族の力を信じエンパワメントし，ニーズにそった個別的で継続的なサポートを行う
- 専門職は，両親が自らの力を信じ最大限に発揮し，子どもに関するあらゆる医学的問題やケアの意思決定，子どものケア全般に，主体的に快く参加することが可能となるようにケアする

病気や障害をもつ子どもに関わる専門職は，**家族も一緒に捉え，単に家族中心のケアと捉えるのではなく，対等な立場としてその家族の力を引き出すようなケアが重要**になってくる．地域でそのような子どもをサポートしていくと，その子や家族の成長にあわせて，さまざまな社会資源が必要となってくる．図28-1で示したように，在宅での医療者には，その地域にあるさまざまな社会資源を子どもと家族に繋げていく役割がある．

C 子どもの意思決定を支える

(1) 子どもの権利条約

子どもが医療上の意思決定をする際に，親の意思を優先して聞くことが医療者のスタンダードになっている．しかし民法では，子どもは親の親権

に服するということになっているが，子どもへの医療について，親権をもつ親がどのような権利や義務を有するかは明確にされていない．そのため，子どもの医療上の意志決定において親自身の都合を優先したり，子どもに不利益になることを実施することは許容されず，子どもの利益実現を最優先にするべきである[1]．

子どもの権利条約では，病気であっても子どもにとって大切なこととして，以下が述べられている[3]．

a）自己の意見を形成する能力のある児童がその児童に影響を及ぼす全ての事項について自由に自己の意見を表明する権利を確保する．この場合において，児童の意見は，その児童の年齢及び成熟度に従って相応に考慮されるものとする．

b）児童は，特に，自己に影響を及ぼすあらゆる司法上及び行政上の手続において，国内法の手続規則に合致する方法により直接に，又は代理人若しくは適当な団体を通じて聴取される機会を与えられる．

つまり，子どもはどのような成長段階においても，自分の意思を自由に表現することが権利として認められている．しかし，実際には親の判断に任されており，その結果が正しい・間違っているということは，その時点ではわかりかねるため，最善の選択をしていくようサポートする．

(2) 子どもの意思決定に，子どもが参加する

筆者の訪問看護ステーションで看取った小児がんの子どもが，自ら最期の場所を決めた事例を紹介する．

> 神経芽腫の5歳のRちゃんは病院が嫌で，いつも家に帰りたいと入院中言っていた．何度も抗がん薬の治療を行い，そのたびに入退院を繰り返していたが，治療の効果がなく，これ以上の治療は困難になった時，医療者は，自宅に帰すことを懸念したが，母親はどうしても家に帰りたいというRちゃんを見て，「Rが決めたから，十分にがんばったから，帰ります」と自宅での療養を決断した．両親はRちゃんが生まれた後に離婚しており，母親の祖父母と4人暮らしであった．訪問看護と訪問診療が退院の際に導入された．Rちゃんは自宅に戻っ

ても，訪問看護師にバイタルサインやフィジカルアセスメントはさせてくれたが，それ以外は顔も見てくれないし，話もしてくれなかった．そして，母親と訪問看護師が話しているとRちゃんは泣き出し，「早く帰って」という態度であった．それは，「もう私は大好きな人とだけ一緒にいられたらいいから」と言っているようであった．その後，母親は，「これ以上の輸血はRちゃんの負担だから中止したい」と考えていたが，祖父母は「何かできるのであれば，やった方がいいのでは」と意見が分かれ，最期まで輸血を行った．Rちゃんの自宅療養はわずか2週間であったが，家族に見守られ旅立った．母親は最期まで気丈にしていたが，「Rの前では泣かないと決めていたけど，もう泣いてもいいよね」とRちゃんを抱きしめて泣き崩れた．そして，「病院でも同じような子どもがいたけど，狭い部屋で亡くなっていったのを知っている．やっぱり子どもはお家にいたいと思う．自宅で最期を過ごせてよかった」と母親は話してくれた．

Rちゃんの場合は，家にいたいというRちゃんの意思を母親が最期まで支え，それを全うしたが，しかしそれは子どもにも権利があるといってもなかなかできることではない．Rちゃんの病院の主治医のように，家に帰ると輸血もできなくなると考え，退院に尻込みする医療者も多いのではないだろうか．子どもの死は，家族はもとより，それまで支え続けてきた医療者にも大きな影響がある．

この事例は，子どもの権利をどのように大人が尊重していくのかということを深く考えさせられた経験であった．Rちゃんはわずか5歳であったが，自分の意思を強くもっていた．子どもには家族と過ごす権利があるとされているが，子どもの年齢だけで判断能力の有無を決めることなく，**親や医療者は子どもの気持ちを十分に理解しているのか**を常に考えて治療や療養場所についての意思決定をしていく必要があると考える．

D 子どもと家族の意思決定時の医療者の役割

明らかに成人と異なる点として，子どもの場合，**最期まで親の希望で治**

療を行い一度始めた治療を中止することが困難なことが多い．それでは，親やその子が意思決定をする際に，医療者にはどのような役割があるのだろうか．

(1) 十分な情報提供を行う

子どもの意思決定上の困難の中で一番多いのは「情報が少なすぎること」であったという報告もある[4]．それゆえに医療者はメリット・デメリットの説明や家族の思いを引き出しながら，コミュニケーションを図り，決して医療者が支配的な立場で情報提供をしていかないよう配慮することがとても重要となる．その時に大切なのは，チームで同じ情報提供をすることである．そして，あまり多くの情報を親に提供することで，逆に混乱を招くこともある．たとえば，病院の医師と訪問診療医の意見が異なる時は，あらかじめ医師同士で話し合い，方針を決め情報提供を行わないと親の不信感を招くこともある．情報提供を行う際には，その子に関わる**専門職が同じ方向を見て支援していけるよう話し合い**の場を設け，支援していくことが重要である．

(2) 適切なコミュニケーションを図る

前述のRちゃんが退院する際，貧血が続くため採血し輸血を行う目的で週1回通院をする，もしくは採血・輸血のできる訪問診療医がいるというのが主治医の示した条件であった．訪問診療医は，採血は行えるが自宅での輸血はリスクがあるということで，採血の結果輸血が必要な時は通院するということで退院が決まった．しかし，その際に，いつまで輸血をするのか，そのメリット・デメリットは話されなかった．母親は，「片道50分かかるのに，近くの病院では無理なのか．そもそも輸血はいつまでしないといけないのか．抗がん薬も体力がなくなるギリギリまで続けたから，もうこれ以上頑張らなくてもいいのに」ということを話された．治療の差し控え・中止については，特に終末期医療では議論になっているが，**治療開始時，治療中も適切な時にコミュニケーションをとり**，どのような時期になったら治療をやめるかを早期から一緒に考えていく必要がある．

終末期の子どものみではなく，子どもは成長発達をしていくため，「**その時に必要なことは何か**」ということを考え，**適切な時に親とのコミュニケーションを取っていくことも重要**となる．

(3) 親が子どものために最善の選択をできる能力があるかを見極める

意思決定の場面では親は子どもの最善の利益を考えることができることを前提にしているが，中にはその選択ができない親もいる．

> 筆者の関わった利用者に，NICU に長期入院していた 2 歳の B 君を，親がなかなか連れて帰らないことがあった．両親は B 君が生まれた後，母親ががんになったことをきっかけに離婚し，母親はそのまま失踪した．父親が養育をしていくことになり，在宅移行を支援するため病院の医師・看護師・ソーシャルワーカー，保健師，児童相談所の職員，地域の児童デイサービスの管理者とともに何度も話し合う場をもった．ところが，父親は数回しか現れず，児童相談所職員が「このままだと養護施設に入ることになる」というと，「自分が育てる」と涙ながらに訴えた．しかし，実際に退院となると躊躇するのか連絡が取れずにいた．この話し合いが 1 年間以上続けられ，小児病棟に移り，外泊などを試してみたが，父親は児童デイサービスにほぼ預けたまま仕事に行くような状況で，外泊後に悪化して帰ってくるといった状態だった．そのため，退院ということになると先に進まず，結局父親は親権を放棄し B 君は施設に入所した．

安易に親に療育能力がないと医療者や関わる専門職が決めつけて話を進めるのは危険なことであるが，十分な支援を行った上で，親が子どもの利益を考える能力がない場合，「親権喪失」や「親権停止」の審判を申し立てることができる（民法第 834 条，第 834 条の 2）．親が薬物中毒やアルコール依存症であったり，また虐待をしているなどの例もあるため，医療者は**親の判断能力をしっかりと見極めた上で意思決定を支援する**必要がある．

E ライフレビュー

障害や病気を持つ子どもと親が意思決定した時点では，これが正しいと言えることは少ない．しかし，時間が経過する中でその結果が現れた時，

どのような結果であれ，決定時のことや家族やその子のこれまでの経過を振り返り，承認していくことが大切である．ライフレビューとはこれまでの人生を振り返り，意味づけをしていくことだが，在宅での専門職は特に，その子が成人し歳を重ねていく成長に親と一緒に関わることができる．また，地域の中で，継続してその家族の成長を見守ることができる．意思決定の過程は，結果にかかわらず家族が治療の経験を情緒的に対処する方法に影響を及ぼすという報告がある[3]．それゆえに，さまざまな意思決定を行い歩んできた道を一緒に振り返り，思い出すことが，これまでの日々を意味あるものとし，これから意思決定する際の支えになっていくのではないだろうか．

　病気や障害をもつ子どもが地域で生きていくには多くのサポートが必要である．また，いくつもの生命に関わる選択肢を提示され，意思決定していかなければならない．医療者は，その子どもに最善の利益になるような決断ができるよう親を支え，その決定には子どもの意志も含んだものとなるようにサポートしていく必要がある．そして，その子と家族が地域の中で成長していくことを，専門職は**サポートし続ける**ことが大切である．

文　献

1) International children' palliative care network：The ICPCN Charter（Japanese）
http://www.icpcn.org/icpcn-charter/,2013.11.15
2) 木下千鶴：NICU におけるファミリーセンタードケア．日本新生児看護学会誌，2001；8（1）：59-67.
3) Hinds PS, Oakes L, Quargnenti A, et al：An International Feasibility Study of Parental Decision Making in Pediatric Oncology. ONF. 2000；27（8）．：1233-1243.
4) 荒木暁子ほか：乳幼児期の障害児を育てる家族の意思決定に関する研究―家族と専門職が捉える意思決定上の困難とサポートの実際と期待―．千葉大学看護学部紀要，第 30 号．2005.

〔福田　裕子〕

29 子どもを亡くした家族を見守る

子どもの死がその家族に与える衝撃は大きいものです．親にとって子どもの死は「未来を失うこと」といわれているように[1]，描いていた子どものいる未来を失ってしまうことになります．また，きょうだいにとっても，自分の人生のほとんどを一緒に過ごしていた仲間がいなくなることは，大きく気持ちを揺さぶられることです．この章では，子どもを亡くしたひとつの家族の例から，在宅医療提供者がどのようにその家族を地域の中でサポートしていけるのかを考えてみます．また，在宅診療で出会うさまざまなグリーフについても触れていきます．

A 子どもを亡くした家族のグリーフ・ビリーブメントとは

脳幹部神経膠腫で亡くなったA君家族の状態を時系列で挙げ，10個の項目をそれぞれ解説する（この事例は仮想事例である）．

> A君　5歳　脳幹部神経膠腫．父（35歳），母（33歳），兄（9歳）と暮らしていた．3年前からふらつきがみられ倒れることが多くなっていたが，激しい頭痛を訴えたため，母親が気になって受診したところ脳幹部神経膠腫と診断された．その時点で手術の適応ではないと言われ，化学療法・放射線治療を行っていたが，治療の効果がみられなくなった．本人が入院を強く拒否したため，両親も在宅での最期を希望され，自宅でA君は永眠した．

(1) グリーフとは？ビリーブメントとは？

病気が発覚し，治療のために入退院を繰り返していたA君に対し，母親は「自分がこの子をこんな体に産んでしまった①」といつもA君のそばから離れずにいた．父親は，休みの日には手術のできる医師

を全国中探しまわり②，自宅にいることはほぼなかった．母親が付き添いで自宅にいない時は，祖母が来て兄の面倒をみていた．

　グリーフ grief（悲嘆）とは「喪失に対するさまざまな心理的・身体的症状を含む，情緒的（感情的）反応である」と定義されている[2]．グリーフには大きく4つの反応があると言われている（表 29-1）．ビリーブメント bereavement（死別）とは，大切な人を死に別れによって失う一連の経験であり[2]，単にグリーフの反応のみをさすものではない．

　両親は，A 君を失くしてしまうということを身近に感じ，それぞれのグリーフの反応を示している①②．これを予期的なグリーフ anticipatory grief という[3]．予期的グリーフを十分に体験していれば，実際に喪失した時につらさが軽減されると誤解されているが，予期的グリーフの体験の有無で喪失した時の辛さに差はないといわれている[2]．

　グリーフの表現には，感情的・理論的・混合の 3 種類の方法があるといわれている[4]．自分の気持ちを話す人のほうがグリーフが深いと周りは見がちであるが，この父親のように感情を出すわけではなく淡々と自分のできることを行い，感情を出さない人もいる．医療者は，感情を出さない家族に対してグリーフを感じていないのではないかと思わず，人によってグリーフの表現に相違が見られることを理解する必要がある．

表 29-1　グリーフの 4 つの反応

生理的・身体的反応	食欲不振・睡眠障害・活力の喪失や消耗・身体愁訴・故人の症状に類似した身体愁訴・病気へのかかりやすさ　など
感情的反応	抑うつ・絶望・悲しみ・落胆・苦悩・不安・恐怖・罪悪感・怒り・苛立ち・孤独感・慕情・ショック・無感覚　など
認知的反応	故人を想うことへの没頭・故人の現存感・抑圧・否認・自尊心の低下・自己非難・無力感・絶望感・非現実感・集中力の低下　など
行動的反応	動揺・緊張・落ち着かない・疲労・過活動・探索行動・涙を流す・泣き叫ぶ・社会的引きこもり　など

(2) 複雑化したグリーフ

> 自宅での療養が始まり，訪問診療と訪問看護が導入された．その時点で，A君の目は見えなくなっていたが，耳だけは聞こえている状況であった．訪問看護師は，両親の意向がバラバラになっていることを問題と捉え，訪問診療医に家族へ<u>病状説明をしてもらうことを提案し，A君の療養に対してどのように思っているのかを，まずA君の両親と話し合った</u>③．その時には，両親の承諾のもと，<u>訪問看護師，保健師，幼稚園の教諭，兄の学校の教諭も同席した</u>④．A君の予後は週単位になっていること，現状できる症状緩和（疼痛コントロールや脳圧亢進を予防する点滴施行など）は精一杯行っていること，家族一人一人が今どう考えているのかを，そして，今できること，やってあげたいことを話し合った．

大切な人を失いグリーフ反応があるのは当たり前のことである．そして，人間には自分自身で回復する力（レジリエンス）がある．医療者がその力を信じることは大切だが，重要な役割は，その家族が死に別れたあとに複雑化したグリーフになる可能性がないかを，③のように早期からアセスメントして関わり続けることである（**表29-2**）．

複雑化したグリーフは，グリーフの反応が長期的に持続している状態と定義される．複雑化したグリーフの原因には以下の4つがある[5]．

- 死の状況：突然死，事故死，自殺，殺人，AIDSによる死　など
- 故人との「関係性」：故人との深い愛着関係，公認されない関係（同性愛者，愛人，継親・継子，以前の配偶者や恋人，病院や介護施設のスタッフ・同室者）
- グリーフ当事者の「特性」：過去の未解決なグリーフ，精神疾患　など
- 社会的要因：経済的困窮，孤立化　など

④のように話し合いの場をもつ時には，死に別れた後に関わっていくような保健師や教員などとも一緒にその子の最期を考えることで，その後も家族が地域から孤立しないように，誰かが見守っていけるように繋げていく必要がある．医療者が子どもが亡くなった後もその家族をフォローし続けるのには限界もあるため，決して医療者だけで話し合いをするべきでは

表 29-2 「複雑化したグリーフ」を防止するためのアセスメント

- 最近，生活で辛いこと，耐えられないことがないか
- 最近，喪失体験をしていないか，また，過去に耐え難い喪失体験をしていないか
- 解決されていない喪失体験が過去にないか
- 精神疾患，または薬物乱用の既往はないか
- 極度の怒りや不安がないか
- 患者，また残されていく家族の年齢，発達はどのような段階にいるのか
- 家族間や地域の中でのサポート体制が整っているか
- これから起こるかもしれない状況にストレスを感じていないか（たとえば，今後収入がなくなる，経済的な負担が自分に掛かってくるのではないか・患者が今までしてきたことの責任を自分がとる自信がない　など）
- ほかの家族に病気をしている者はいないか
- 家族の中に死別前後のケアが必要な子どもはいないか
- 患者の死にゆく姿が痛ましくなかったか（たとえば，痛み・呼吸困難・不穏・錯乱・不安等の症状コントロールがうまくいっていない）
- 文化的に死別を支え合う背景があるか，また宗教的信仰の支えが欠如していないか

ない．必ず多職種で関わる必要がある．

(3) きょうだいへのケア

　A君が病気になる前は，いつも兄と一緒にゲームをしていたが，自宅にA君が帰ってきても兄はあまり近づかずにいた⑤．訪問看護師は，A君のケアをする時に，兄に「やってみる？」と声をかけたり⑥，一緒にできることを提案したが，兄は苦笑いして部屋に籠っていた．しかし，両親と専門職との話し合いが終わった後，A君と兄も含めて今何をしたいかを一緒に話し合った⑦．「お兄ちゃんとゲームがしたい」とA君は言い，兄も「僕もやりたい」と言った．ちょうどクリスマスの時期だったため，気に入っているゲームを両親からプレゼントしてもらい，一緒に遊ぶようになった．

　死への理解は子どもの年齢にもよるが，子どもは敏感に環境の変化に気づいている．しかし，親は自分の子どもを病気で失ってしまうという感情でいっぱいになり，きょうだいへの配慮まで気がまわらない時がある．その時に，⑥のように兄も一緒にケアを行おうと誘ったりすることで，親もきょうだいの存在に気づくことがある．子どもたちは，親や周りの大人た

ちを見てまねをする．親（大人）がどんな形でも自分自身のグリーフワークをしていればそれは健康なことなので，子ども達も自然に親（大人）と同じことをする可能性が高い．逆に親（大人）が自分の悲しみを隠していると子どもは精神的に不安定になってしまうことがある[6]．子どもだからわからないという判断を大人がするのではなく，⑦のように正直に話し，今できることを本人も交え子どもと一緒に考えることがきょうだいへのケアにつながる．その時に，CHILD（表29-3）[7]のような点に留意して関わることが必要である．

（4）地域の中で行うビリーブメントサポート

> その後，父親もできるだけ家にいるようになり，母親の顔も明るくなっていた．そして，ママ友とも連絡を取ることができるようになった⑧．話し合いから1か月後，A君は自宅で永眠した．葬儀の際，父親は「病気が治らないと言われた時，Aを失うのが怖くてそばにいられなかった．でも，最期できるだけのことをしようと話し合った後，短い間だったけど家族皆でそばにいることができて，本当によかった⑨」と語った．A君の死後，時々保健師が兄の学校へ連絡をし，兄に変化がないかと確認をしたり，訪問看護師は母親へ連絡を取ったりして⑩，子どもの死を体験した家族へのケアを地域の中でサポートしていった．

A君の家族が地域の中で孤立していないかを定期的に声かけをしていく必要がある．⑧の母親の状況のように，徐々に外部との接触を自ら取ろうという気持ちになり自分の居場所を見いだすことは良い兆候である．しかし，実際に死に別れた後に外部と接触しなくなるケースもある．また，家庭の中でも孤立してしまうことがある．そのため専門職は，亡くなる前後の家族の状況を把握し，孤独になっていないかを見守ることが必要である．

子どもの死を経験した夫婦が離婚することが多いという研究がある一方で，家族の絆が強くなったという研究結果もある．⑨の父の言葉のように，できるだけ多くの時間を一緒に過ごすこと，その子のために家族皆で考える時間をとることを生前から働きかけていくことが，死に別れた後の家族の心の支えになる．

表29-3 きょうだいへのケアの留意点

Consider 考慮する	・子どもには各々ユニークな状況や考え方がある ・理解力がどの程度の発達段階なのかを考慮する ・困っていることはないか ・何を考えているか ・どんな気分なのか ・きょうだいとの関係はどうか考慮する
Honesty 正直に	・「死」「死ぬ」「死ぬこと」など，はっきりとわかりやすい言葉で話す ・「お亡くなりになった」「神に召された」「永眠した」など子どもが混乱するような遠回しな言い方は避ける ・亡くなった人が「どこかに行った」とか「旅行に行った」などの表現は避ける ・亡くなった人が「眠っている」という説明をするのは避ける
Involve 関わる	・大切な人が死にゆく過程から，「今何が起こっているのか」を正直に説明する．何気なく話したことや，遠回しに言ったことで，子どもが察して死を理解することはない ・死因については，正しく説明する ・死にゆく人，亡くなった人に対して，子どもが「さようなら」を言えるように関わる ・葬儀に参列するか否かは，子どもに選択してもらう
Listen 聴く	・子どもに自分の想いを語ってもらう ・どんな質問でも受け入れ，質問に答える前にその子が本当に何を聞きたいのかを理解した上で答える ・死について話したくないのであれば，無理に話す必要はないことを伝える ・子どもに話すこと以外に，グリーフを表現する場を作る 　芸術・絵画・演劇・手紙を書く・詩を書く・物語を書く　など ・死んだ人とまた会うことができるなど，現実に起こりえないような考え方をしていないか注意する ・子どもの態度をみて考え方を聴き，自殺のリスクがあるか否かを年齢に関わらず注意する ・子どもが「自分が悪い行いをしたから死んでしまった」とか「(故人を)いなくなってしまえと思ったことがあるから死んでしまった」など，自分の行いや考えの結果からその人が死んでしまったと思っている子どもには必ずそのためではないと訂正し，罪悪感や深刻なグリーフ反応が生じるのを防ぐ
Do it over and over again 何度も何度も繰り返し行う	・大人は自分のグリーフの表現をする：子どもはグリーフを表現してもよいという許可とロールモデルがなければグリーフ作業を行うことはできない ・子どもは，大人たちが自分の感情を正直に表現するのを見る必要がある ・子どもの死への理解度や発達段階を考慮しながら，年齢に応じた対応を続ける

また，⑩のように，地域の中で家族の状況を把握し連携を取っていくことで，その家族が社会から孤立しないようサポートができる．

B その他の在宅医療で出会う子どもと家族のグリーフ

　在宅で関わる子どもはA君のような悪性疾患より，脳性麻痺など重度心身障害児が多い．障害のある子どもをもつ母親には，慢性的な悲しみchronic sorrowがあるといわれている[8]．先日，筆者の訪問看護ステーションの利用者の母親が暗い表情をしているので理由を聞くと，「同じ特別支援学校の子どもが，突然朝亡くなっていたって聞いて…．うちの子も朝起きたら息をしてなかったらと思うと，怖くてあまり眠れなかった」と話した．別の利用者の所に行ってもその話でもちきりであった．母親同士の情報は早く，このように障害をもつわが子の死を重ねて見てしまうことがある．これは，公認されていないグリーフ disenfranchised grief[9]といい，実際に子どもを亡くした家族ではないのでビリーブメントケアの対象ではないと思われるが，実は深いグリーフがあることがある．これは，医療者も同様にいえるため，地域の中でサポートし合えるネットワークづくりが必要となると考える．

　以前筆者が，低酸素性虚血脳症で人工呼吸器をつけた子どもを在宅療育している母親にインタビューした時，「いろいろ大変なこともあるけど，1日1日の気温の変化を気にしたり，この子を育てるために自分が健康でいるように努力したり，この子がいなかったらそんな生活はしてなかったと思う．この子が私たち家族を健康にしてくれている」と語ってくれたことがとても印象的だった．子どもや家族と関わっていると，このように，障害のある子どもを産んだからこそ自分の人生が豊かになったという母親の言葉を聞くことがある．このように，人生における大きな危機的体験や非常につらく大変な出来事を経験する中で，いろいろな心の葛藤などがあり，その出来事から自分自身の力でよい方向，成長を遂げるような方向に変化するといったことを意味するpost-traumatic growth（PTG）という考え方がある[10]．もちろん，病気や障害をもつ子どもを育てていく中にはさまざまな困難もあると思うが，地域で関わる専門職は，家族がそのように成長できるようなサポートをしていくことが重要である．

在宅で療養する子どもとその家族のビリーブメントをサポートするためには，地域でのさまざまな専門職の関わりが大切である．在宅医療提供者は，正しい知識をもち，多職種で連携をとり，子どもを失い残された家族が地域で健やかに暮らせるように支援し続けることが大切である．

文　献
1) Grollman EA: What helped me when my loved one died. Beacon Press, 1981.
2) 坂口幸弘：悲嘆学入門　死別の悲しみを学ぶ，昭和堂，2010.
3) Lindermann E: Symptomatology and management of acute grief.1994. American Journal of Psychiatry,1994; 151: 155-60.
4) Doka K J, Martin T L:Grieving Beyond Gender ; Understanding the ways men and woman mourn. Routledge taylors & Francis Group, 2010.
5) Davies B, Jin J: Grief and bereavement in pediatric palliative care. Textbook of palliative nursing 2nd ed., Ferrell BR & Coyle N Eds., p.975-989, Oxford University Press, 2006.
6) ダギーセンター全米遺児遺族のためのグリーフサポートセンター：大切な人を亡くした子ども達を支える35の方法，1999．（栄田千春，岩本喜久子，中島幸子翻訳），梨の木舎，2005.
7) Davis B, Orloff S: Bereavement issues and staff support, The textbook of palliative care medicine, 3rd ed., DayleD, Hanks GWC, Cherny N, et al, Eds., p.838.Oxford University Press, 2004.
8) Kearney P M, Griffin T : Between joy and sorrow: being a parent of a child with developmental disability. Journal of Advanced Nursing, 2001; 34（5），582-592.
9) Doka K: Disenfranchised grief : Recognizing hidden sorrow. Lexington Books, 1989.
10) Calhoun L G, Tedeschi R G : Postrraumatic Growth in Clinical Practice, Routledge, 2013.

〔福田　裕子〕

索引 INDEX

数字

1回換気量　84, 95
2号被保険者　149
2段階除痛ラダー　210
3段階除痛ラダー　210
16特定疾病　144, 149, 150

A

AD/HD　172
ADL　220
　——障害　31, 33
AHI　93
apnea hypopnea index　93
A型肝炎　192

B

Barrett食道　125
BCG　192
bereavement　231
bilevel positive airway pressure　93
biPAP　93
B型肝炎　192

C

chronic obstructive pulmonary disease　92
chronic sorrow　236
Cobb角　67
continuous positive airway pressure　58, 93
COPD　92
CPAP　58, 93
CRPS　194

D

desaturation index　93
disenfranchised grief　236

E

EDチューブ　117
$ETCO_2$　83, 84

F

family-centered care　223

G

grief　231

H

Hib　192
Hirschsprung病　93
HPV　192

I

intra-pulmonary percussive ventilator　87, 88
IPV　87, 88

J

Jレセプター　85

M

mechanical insufflation exsufflation　86
MI-E　87, 88
MR　192
MRSA　205

N

nasal high flow　94
NICU　8, 10, 28, 97, 137, 151, 161, 224
Nissen-Rossetti法　123
Nissen法　123
noninvasive positive pressure ventilation　57, 80, 81, 92, 97, 216, 217
NPPV　57, 80, 81, 92, 97, 216, 217
NSAIDs　210

P

PEEP　57, 81
PEG　117
PEG-J　120, 124
percutaneous endoscopic gastrostomy　117
　——with jejunal extension　120, 124
periventricular leukomalacia　61
positive end expiratory pressure　57, 81
post-traumatic growth　236
PTG　236
PVL　61

R

RSウイルス　86

S

silent aspiration　111

T

Thal法　123
Toupet法　123
TPPV　81, 92, 96
tracheal positive pressure ventilation　81, 92, 96

V

VF　110
videofluorography　110

W

WHOガイドライン　208

あ

亜鉛　100
悪性腫瘍　219
アセトアミノフェン
　　　　　205，209，210
アテトーゼ　61，64
アナフィラキシー　198
アラーム　90，91，203
アンビューバッグ®
　　　　59，162，200，217

い

イーケプラ®　43
胃管　116
移行期医療　141
胃残　124
胃酸分泌抑制薬　122
医師間の連携　32
意思決定支援　185，222
維持水分量　206
医師の意見書　160
胃食道24時間pHモニタリング　122
胃食道逆流症　55，60，65，117，122，125
一般相談支援事業　186
移動支援　182，186
　　──事業　159，163
イブプロフェン　210
医療　39
医療型児童発達支援施設
　　　　　　　　　　190
医療型障害児入所施設
　　　　　　　　　　141
医療型入所施設　165
医療系サービス　148
医療ソーシャルワーカー
　　　　　　　　　　138
医療的ケア　21，151，178，188，190
　　──研修　151
医療デバイス
　　　6，24，99，116，151
医療のパラダイムシフト
　　　　　　　　　　40

医療費助成　52
医療保険　33，190
　　──による訪問看護
　　　　　　　　　　143
医療連携加算　179
胃瘻　116，117，124，125，128，129，176，213
　　──の再造設　119
　　──ボタン　15
インフルエンザ　192
　　──菌b型　192

う

ウィーニング　96
うっ血性心不全　92

え

衛生材料　129
エチゾラム　205
エピネフリン　200
エレンタール®　127，131
嚥下　70，107，108
嚥下障害　67
嚥下造影　110
　　──検査　70
塩酸エペリゾン　64，205
塩酸チザニジン　205
エンシュアリキッド®　130
エンド・オブ・ライフ　216

お

嘔吐　125，206
黄熱　192
大島分類　11，26
オーラルコントロール　113
オキシコドン　211
送り迎え（きょうだいの）
　　　　　　　　　　　36
おたふくかぜ　192
オピオイド　208
　　──スイッチング
　　　　　　　　　　213
親子分離　39

か

介護　39
介護支援専門員
　　　　　33，143，187
介護スタッフ　151
介護福祉タクシー　163
介護保険　33，180
　　──による訪問看護
　　　　　　　　　　143
　　──法　159
外出支援　159，163，186
外泊　152
加温加湿　202
下気道感染　203
喀痰吸引　161，179
家事援助　160
加湿器　89，90，95
家族　200，204
学校　172
　　──見学　174
活性型ビタミンD　68
合併症　192
カニューレ交換
　　　　74，75，203，204
カニューレ閉塞　203
カフ付カニューレ　71，72
カプノメーター　204
カルニチン　99，100
カルバマゼピン　43
感覚異常　113
感覚障害　115
換気血流不均等　217
完全仮死　61
感染対策　76
管理材料加算　127

き

機械的排痰　78，87
機械的陽圧陰圧療法　86
気管気管支軟化症　93
気管支喘息　60
気管切開　14，20，36，57，74，89，96，98，137，153，161，167，203
　　──の合併症　76

索引 ● 239

気管切開カニューレ　15
基幹相談支援センター
　　　　　　　　　　186
気管内吸引　70，78
気管軟化症
　　　　25，53，57，96
気管 - 腕頭動脈瘻
　　　　　　75，76，78
気道確保　59，86
気道クリアランス　86
気道ファイバー検査　96
虐待　228
逆流防止術　122
吸引　73，78，84，152，
　　　153，203
救急搬送　51，204
急性感染症　205
教育委員会　174，177
胸郭変形　61，65
胸腔内圧　55
狂犬病　192
きょうだい　200，223
　　──へのケア　233
強直間代発作　46
強直発作　46
居宅介護　182
　　──給付　163
　　──サービス　159，160
　　──事業所　158
緊急一時入所　165
緊急往診　204
筋緊張　109，140，205
　　──亢進　61
筋ジストロフィー　216

区分認定　185
グリーフ　230，231
　　──ケア　219
　　──ワーク　234
グループホーム　168，186

ケア担当者会議　34
ケアプラン　143，160，189

ケアマネジャー　31，34，
　　　143，159，187
経胃瘻的空腸チューブ
　　　　　　　　　　120
計画相談支援　186
経管栄養　36，70，97，104，
　　　127，137，140，151，153，
　　　179
　　──依存　111
　　──剤　100
痙性　61，62，63
　　──麻痺　61
経腸栄養　116
　　──剤　127，130
痙直型　64
経鼻胃管　116，213
経鼻エアウェイ　55
経皮酸素飽和度　203，204
けいれん
　　　　89，176，198，205
ケースワーカー　168
欠神発作　46
ケトン食療法　106
ケトンフォーミュラ　106
ケトンミルク　106
解熱薬　205
限度額適応認定証　150

高 PEEP 療法　58
高額療養費制度　150
口腔内持続吸引　71
拘束性換気障害　89
抗てんかん薬
　　　43，46，49，50，64，106
喉頭気管分離術
　　　　　　67，71，75，167
喉頭軟化症
　　　　25，53，55，93
喉頭浮腫　86
公認されていないグリーフ
　　　　　　　　　　236
公費助成　194
誤嚥　115，117
　　──性肺炎　67
股関節脱臼　65，67，112

呼気終末二酸化炭素分圧
　　　　　　　　　　83
呼気終末陽圧　57，81
呼吸器症状　214
呼吸苦　219，221
呼吸困難　214
呼吸仕事量　84，86
呼吸循環　221
呼吸商　84
呼吸障害　65，203
呼吸不全　109，204
　　──食　84
固縮　61，63，64
固定帯　77
言葉の獲得　80
子どもの権利条約
　　　　　　　222，224
コミュニケーション
　　　　　　　132，227

サービス担当者会議　160
サービス等利用計画
　　　　　　160，185，186
在医総管　130
細気管支炎　86
在宅医　31，138，153
在宅移行時　202
在宅患者共同診療料　138
在宅患者緊急入院診療加算
　　　　　　　　　　138
在宅酸素　169
在宅時医学総合管理料
　　　　　　　　　　130
在宅小児経管栄養法指導管
　　　理料　127
在宅人工呼吸指導管理料
　　　　　　　　　　129
在宅寝たきり患者処置指導
　　　管理料　131
在宅療養後方支援病院
　　　　　　　　　　138
在宅療養支援診療所　3
在宅療養指導管理材料加算
　　　　　　　　　　127
在宅療養指導管理料　127

酸素飽和度　81，217

し

ジアゼパム　64，205，206
支援費制度　178，179
視覚障害特別支援学校　173
自己負担金　149
脂質　99
自責の念　132
施設内学級　174
持続的気道陽圧　93
持続陽圧呼吸　58
肢体不自由学級（特別支援学級）　173
肢体不自由児施設　166
肢体不自由特別支援学校　173
失立発作　48
児童相談所　165
児童発達支援センター　140，182
児童福祉法　34，144，178，184，190
自閉症　172
死別　231
若年性ミオクローヌスてんかん　43
従圧式換気　84，88
就学説明会　174
週間スケジュール　154，161
重症児　25，41，42，202
　──スコア　145
重症心身障害児　11，25，165，199
重症心身障害児施設　165
重症心身障害児・者通所　169
重症心身障害児・者通所施設　166
重症心身障害者施設　28
重層扁平上皮　89
重度仮死　61
重度訪問介護　182，185

終夜パルスオキシメトリー　93
従量式換気　84，88
就労支援　180
準超重症児　26，169
準超重症心身障害児　26，169
障害支援区分　147，185
障害児相談支援　183，186
障害児福祉手当　139
障害者基本法　180
障害者虐待防止法　180
障害者差別解消法　180
障害者自立支援法　181
障害者総合支援事業　163
障害者総合支援法　34，144，159，160，163，178，180，184
障害者優先調達法　180
障害程度区分　180
　──判定　160
障害福祉　35
　──担当課　52
消化管蠕動亢進薬　124
小顎症　54，93
消化態栄養剤　127，131
上気道閉塞　53，54，96
症候性てんかん　41
症状緩和　232
情緒障害学級（通級学級）　172
情緒障害学級（特別支援学級）　173
消毒薬　76
小児慢性特定疾病　139
情報提供　227
ショートステイ　39，168，183
初期治療　202
食道胃分離手術　125
食道裂孔ヘルニア　67，122
植物性蛋白質　100
食物アレルギー　100，104，112
食物繊維　101
自立支援医療　52

自立支援法　179
神経経路　62
心原性肺水腫　92
親権喪失　228
親権停止　228
人工呼吸　137
人工呼吸器　20，29，37，65，70，81，129，138，140，153，161，169
　──関連肺炎　79
人工鼻　73，89，90
新生児仮死　61
身体介護　160
身体障害者手帳　139
診療情報提供書　32，138
診療報酬　127，128，129

す

錐体外路系　64
水痘　192
水道水　76
水分・栄養管理　97
水分摂取　98，206
睡眠時ポリソムノグラフ　93
頭蓋顔面奇形　93
スカイブルー法　118
スピーチバルブ　72

せ

成育医療　142
生活介護　183
生活支援　33
精神通院医療　52
成分栄養　127，131
　──剤　100
舌根沈下　54
接種間隔　194
接種スケジュール　194
接種対象年齢　199
摂食　107，108
セレン　100
前傾座位　115
喘息　84
選択的後根切除術　65
先天性喘鳴　55

先天性代謝異常症　106
先天性ミオパチー　87
全般発作　43，46
喘鳴　53，84
線毛円柱上皮　89

そ

挿管　96
総合支援法　181
相談支援　34，178，185
　　──事業所　160
　　──専門員　20，34，138，140，148，158，160，167，171，178，185
側彎　61，65，96，112，116，117，121
蘇生バッグ　59，78，79
措置制度　178，179

た

第3号研修　179
退院支援指導加算　152
退院時共同指導加算　152
退院時共同指導料　139
退院時支援会議　152
退院調整会議　32，36，37
退院前カンファレンス　138
ダウン症　29，54
唾液　70，112
　　──持続吸引　98
　　──の垂れ込み　70
多職種　237
　　──連携　3，37
脱落　76，77
脱力発作　46
多嚢胞性脳軟化症　11
短期入所　168
単純部分発作　44
ダントロレンナトリウム　64
痰の吸引　161，179
蛋白質　99
ダンピング症状　99，117，121，125

ち

地域自立支援協議会　188
地域生活基盤整備　186
地域生活支援事業　163
地域相談支援　186
地域連携　31
チーム医療　7
知的障害　61
　　──学級（特別支援学級）　173
　　──特別支援学校　173
中心静脈　213
　　──栄養　29
中枢性無呼吸　25
中度仮死　61
注入　98
　　──ポンプ　130
聴覚障害特別支援学校　173
超重症児　25，26，169
超重症心身障害児　26，169
超低出生体重児　166
腸内フローラ　101
腸瘻　116，121
治療の差し控え・中止　227
鎮痛薬　209

つ

ツインライン®　127，131
通院等介助　160，163
通級学級　172
つなぎ法　180，181

て

低GI製剤　99
定期接種　194
低血糖　124
デイサービス　39
低酸素性虚血性脳症　11，61
低出生体重児　199
テグレトール®　43
デパケン®　43
デュシェンヌ型筋ジストロフィー　216

てんかん　41，61，199，205
　　──症候群分類　44
　　──発作型分類　44

と

同時接種　198
疼痛コントロール　232
動物性食材　100
動物性蛋白質　100
トータルフェイスマスク　94
トキソイド　192
特殊ミルク　106
特定相談支援　183
　　──事業　186
特発性てんかん　41
特別支援学校　22，29，167，169，172，173，175
特別支援教育　172，180
特別児童扶養手当　139
特別訪問看護指示書　144，149
トラマドール　211
トランジション　142
トリクロホスナトリウム　206
努力性呼吸　55，72
とろみ　99，111
ドンペリドン　206

な

内側側頭葉てんかん　47
生ワクチン　192
難治てんかん　106
難病　185

に

肉芽　76，78
二次障害　25，65
二次性全般発作　44
日中一時支援　182
日本脳炎　192
入所　165
入浴介助　162

ね

ネマリンミオパチー　17

の

脳室周囲白質軟化症　61
脳性麻痺
　　11，25，64，175，236
脳梁離断術　47，48

は

肺炎　65
　──球菌（13 価結合型）
　　192
排痰　84
　──介助　78
　──補助　203
肺内パーカッション人工呼
　吸器　87
肺胞虚脱　81
バクロフェン　64，205
　──持続髄注　65
発達障害　172
発熱　205
鼻呼吸　113
鼻マスク　94
パルスオキシメーター
　　81，204
バルプロ酸　43
搬送　51
半側臥位　218
半側切除術　48

ひ

ピーク圧　84
ピエール・ロバン症候群
　　54
皮下注　197
光過敏性てんかん　52
鼻腔カテーテル　129
鼻口マスク　94
非ステロイド性消炎鎮痛薬
　　210
ビスフォスフォネート製剤
　　68
ビタミン　100

悲嘆　231
必要水分量　206
ヒトパピローマウイルス
　　192
鼻閉　86
肥満　93
百日咳　192
病院医師　138，153
病院主治医　31
病院小児科医　137
病弱特別支援学校　174
ビリーブメント　230，231
微量元素　100

ふ

フェノバルビタール
　　64，205
不活化ワクチン　192
腹臥位　86，115
腹腔鏡　122
複合性局所疼痛症候群
　　194
複雑化したグリーフ　232
複雑部分発作　44
福祉型児童発達支援施設
　　190
福祉系サービス　148，151
福祉タクシー　14
福祉有償運送　163
副籍制度　175
副反応　200
不随意運動　61，64
ブドウ糖　99
ブプレノルフィン　219
部分仮死　61
部分てんかん　47
部分発作　43，44
不飽和指数　93
プラトー圧　85
プロバイオティクス　101
噴門形成術　123，124

へ

閉鎖式吸引回路　79
閉塞　76，78
閉塞性換気障害　89

閉塞性睡眠時無呼吸　93
別表第 7　144，150，151
別表第 8　144，152
ヘルパー　33
　──ステーション　159
扁桃肥大　93
便秘　206，213

ほ

放課後等デイサービス
　　22，169，182，190
訪問看護　39，143
　──計画書　144
　──師　161
　──指示書　144
　──情報提供療養費
　　147
　──の診療報酬　156
　──報告書　144
訪問教育　174
訪問診療　39
保健師　35，138，140
ポジショニング　110，112
母子分離　169，190
ボツリヌス治療　65
哺乳　107，108
ポリオ　192

ま

麻疹・風疹　192
マスクの装着　93
麻痺　205
慢性的な悲しみ　236
慢性閉塞性肺疾患　92

み

ミオクロニー発作　46
味覚障害　105
ミキサー食　104，118，130
見通しシート　153

む

無気肺
　　81，86，88，203，218
無呼吸検査　96
無呼吸指数　93

も

モニタリング　187, 189
モルヒネ
　　　208, 211, 217, 219

ゆ

有期限入所　167
有効血中濃度　47
幽門形成術　124

よ

陽圧換気療法　55, 57
養護学校　29
用手換気　204
予期的なグリーフ　231
予後予測　134

予診票（接種券）　194
予備水分量　99
予防接種　140, 192
　　――法　198

ら

ライフレビュー　228
ラコール®　130

り

リクルートメント　79
流涎　124
療育　165
　　――機関　165
　　――施設　32
　　――手帳　139

療養介護　182
両レベル設定陽圧法　93

れ

レジリエンス　232
レスパイト　141, 165
　　――ケア　188, 190
レベチラセタム　43
連携　137, 140

ろ

ローリングベッド　167
ロタウイルス　192

わ

ワクチン　192

在宅医療の技とこころ
小児の訪問診療も始めるための29のポイント　Ⓒ 2016
定価（本体 3,400 円＋税）

2016 年 6 月 1 日　1 版 1 刷

編著者　　前田　浩利
　　　　　田邊　幸子

発行者　　株式会社　南山堂
　　　　　代表者　鈴木　肇

〒 113-0034　東京都文京区湯島 4 丁目 1-11
TEL　編集（03）5689-7850・営業（03）5689-7855
振替口座　00110-5-6338

ISBN 978-4-525-20951-3　　　　　　　Printed in Japan

本書を無断で複写複製することは，著作者および出版社の権利の侵害となります．
〈(社)出版者著作権管理機構　委託出版物〉
本書の無断複写は著作権法上での例外を除き禁じられています．複写される場合は，
そのつど事前に，(社)出版者著作権管理機構（電話 03-3513-6969，FAX 03-3513-6979，
e-mail: info@jcopy.or.jp）の許諾を得てください．

スキャン，デジタルデータ化などの複製行為を無断で行うことは，著作権法上での
限られた例外（私的使用のための複製など）を除き禁じられています．業務目的での
複製行為は使用範囲が内部的であっても違法となり，また私的使用のためであっても
代行業者等の第三者に依頼して複製行為を行うことは違法となります．

在宅医療の技とこころ　好評発売中！

在宅医療　臨床入門
和田 忠志 著　◎A5判 122頁　◎定価（本体2,200円+税）

チャレンジ！在宅がん緩和ケア［改訂2版］
平原 佐斗司・茅根 義和 編著　◎A5判 289頁　◎定価（本体3,600円+税）

在宅栄養管理　－経口から胃瘻・経静脈栄養まで－
小野沢 滋 編著　◎A5判 223頁　◎定価（本体3,200円+税）

在宅で褥瘡に出会ったら［改訂2版］
鈴木 央 編著　◎A5判 188頁　◎定価（本体3,000円+税）

認知症の方の在宅医療［改訂2版］
苛原 実 編著　◎A5判 243頁　◎定価（本体3,400円+税）

"口から食べる"を支える　在宅でみる摂食・嚥下障害，口腔ケア
新田 國夫 編著　◎A5判 182頁　◎定価（本体3,000円+税）

チャレンジ！非がん疾患の緩和ケア
平原 佐斗司 編著　◎A5判 234頁　◎定価（本体3,400円+税）

リハビリテーションとしての在宅医療
藤井 博之・山口 明・田中 久美子 編著　◎A5判 213頁　◎定価（本体3,200円+税）

在宅薬剤管理入門　コミュニティ・ファーマシストの真髄を求めて
和田 忠志・川添 哲嗣 監修　◎A5判 241頁　◎定価（本体3,000円+税）

骨・関節疾患の在宅医療
苛原 実 編著　◎A5判 230頁　◎定価（本体3,500円+税）

小児の訪問診療も始めるための29のポイント
前田 浩利・田邊 幸子 編著　◎A5判 244頁　◎定価（本体3,400円+税）

詳しい内容については，弊社ホームページをご覧ください．http://www.nanzando.com/